Kröner Taschenbuch Band 503

In neun übersichtlich gegliederten Kapiteln führt dieser Band in die Grundlagen der Medizinethik ein. An der Schnittstelle von Medizin, Ethik und Politik bemüht er sich um eine Darstellungsweise, die jeden interessierten Leser dazu anleitet, die vielfältigen Argumente und Gesichtspunkte moderner Medizinethik angemessen zu verstehen und auf konkrete Situationen anzuwenden.

Der Text dieses Bandes ist aus dem Beitrag von Bettina Schöne-Seifert zum Handbuch *Angewandte Ethik. Die Bereichsethiken und ihre theoretische Fundierung* (hrsg. von J. Nida-Rümelin, 2. Auflage 2005) hervorgegangen, der schon damals als „Glanzstück" gefeiert wurde: „Es gibt wohl keinen in deutscher Sprache vorliegenden Text, der in vergleichbarer Prägnanz, Beherrschung auch der neuesten Literatur und mit dem Mut zu eigener Stellungnahme in zum Teil leidenschaftlich umstrittenen Fragen wie Sterbehilfe, Hirntod, Patientenautonomie, Schwangerschaftsdiagnostik und Verteilungsgerechtigkeit im Gesundheitswesen ein so klares Bild von der komplexen Problemlage und den möglichen Lösungsansätzen dieses Anwendungsbereiches der Ethik bietet." (G. Patzig in der *Neuen Zürcher Zeitung*)

Bettina Schöne-Seifert, Studium der Humanmedizin, 1982 Ärztliche Approbation und Promotion (Medizin), Aufbaustudium Philosophie und Medizinethik, 2000 Habilitation (Philosophie), seit 2003 Universitätsprofessorin für „Ethik in der Medizin" in Münster, seit 2001 Mitglied des Nationalen Ethikrates.

Bettina Schöne-Seifert

Grundlagen der Medizinethik

ALFRED KRÖNER VERLAG STUTTGART

Bettina Schöne-Seifert
Grundlagen der Medizinethik
Stuttgart: Kröner 2007
(Kröner Taschenbuch; Band 503)
ISBN 978-3-520-50301-5

Reihengestaltung: Denis Krnjaic, Stuttgart
Umschlag: Denis Krnjaic, Stuttgart

© 2007 by Alfred Kröner Verlag, Stuttgart
Printed in Germany · Alle Rechte vorbehalten
Gesamtherstellung: Friedrich Pustet, Regensburg

Inhalt

Vorwort

Dieses Einführungsbuch orientiert über die Grundlagen der Medizinethik, wie sie sich heute in der ärztlichen Ausbildung, im medizinischen Alltag in Krankenhaus, Praxis und Forschung und in der öffentlichen Debatte unter Medizinern und Philosophen, Theologen, Soziologen, Juristen und Politikern darstellt. Es ist für Leserinnen und Leser gedacht, die sich in aktuelle Debatten der Medizinethik eindenken wollen – sei es aus der Perspektive betroffener Patienten und Angehöriger, von Krankenversicherten und Wahlbürgern, oder sei es aus der Perspektive derjenigen, die von Berufs wegen mit medizinethischen Fragen befasst sind. Dafür ist bei der Lektüre etwas Mühe aufzuwenden – Mühe des Einsteigens in komplexe und kontroverse Fragen; des Wechsels zwischen verschiedenen Perspektiven, Grundhaltungen und Argumenten; des Verzichts auf eindeutige Antworten und durchgängig klare Orientierungen angesichts zahlreicher medizinethischer ›Neulandfragen‹. Der Lohn für diese Anstrengung, so hoffe ich, wird darin bestehen, Medizinethik am Ende angemessen zu verstehen: als eine kollektive intellektuelle Baustelle, auf der am Gebäude einer humanen Medizin mitgebaut, dieses erhalten, saniert und renoviert wird.

Dem vorliegenden Text liegt im Kern der Beitrag „Medizinethik" zugrunde, der 1996 in dem von Julian Nida-Rümelin herausgegebenen Handbuch „Angewandte Ethik. Die Bereichsethiken und ihre theoretische Fundierung" im Kröner-Verlag veröffentlicht und 2005 für eine zweite Auflage erheblich überarbeitet wurde. In der hier publizierten Fassung ist dieser Text erneut aktualisiert, revidiert und ergänzt worden. Einzelne Unterkapitel wurden fast zur Gänze neu geschrieben, andere ergänzt und alle zumindest überarbeitet – nicht zuletzt im Blick auf neue medizinische Entwicklungen und neue Literatur.

Im Anhang findet sich ein ausführliches, systematisch bzw. nach Kapiteln geordnetes Literaturverzeichnis, das den einzelnen Titeln Nummern in runden Klammern zuordnet. In den bibliographischen Kurzhinweisen im Text werden jeweils die Verfasser- bzw. Herausgebernamen und die entsprechenden Nummern im Literaturverzeichnis angegeben. Der Anhang enthält ferner ein detailliertes Sachregister und ein Personen-/Autorenregister. Zur Unterscheidung von »Zitaten« und „Titeln von Aufsätzen, Büchern und sonstigen Veröffentlichungen" wurden unterschiedliche doppelte Anführungszeichen verwendet.

Bei der Überarbeitung haben mich meine Mitarbeiterinnen und Mitarbeiter hilfreich unterstützt. Insbesondere habe ich Dr. Alena Buyx, M.A., Dr. Martin Hoffmann und Andreas Kösters, M.A. für kritische Kommentare, Silke Tandetzki, M.A. für bibliographische Hilfe und Margret Titze für editorische Unterstützung sehr zu danken.

Münster, im Juli 2007   Bettina Schöne-Seifert

1 ›Moderne‹ Medizinethik

1.1 Begriffsbestimmung: Ethik

Nach verbreitetem fachsprachlichem Verständnis ist ›Ethik‹ ganz generell die Theorie der ›Moral‹. So einfach und eingängig diese Formel klingt, tun sich dahinter doch viele Fragen auf – etwa nach der genaueren Bestimmung der Moral, dem Wesen von Theorie in diesem Zusammenhang, den Quellen ethischer Begründungen, der Reichweite ethischer Verbindlichkeit usw.

Unter ›Moral‹ wird zumeist die Menge von Bewertungen und Vorschriften verstanden, die sich auf den richtigen und den falschen Umgang mit anderen Wesen, im Kern mit anderen Menschen, beziehen. Zum begrifflichen Arsenal der Moral gehören ›Pflichten‹, ›Verbote‹, ›Tugenden‹ und – sprachlich etwas aus der Mode gekommen – ›Laster‹. Mit der Äußerung moralischer Urteile verknüpft sich ihr Anspruch auf hohe Relevanz (über Konventionen oder geltendes Recht hinaus), auf Verbindlichkeit (unabhängig von den Interessen des Urteilenden und des Beurteilten) sowie auf Verallgemeinerbarkeit (über die Besonderheiten einer konkreten Einzelsituation hinaus). Weitere Präzisierungen laufen Gefahr, bereits bestimmte Moraltypen und -theorien begrifflich auszugrenzen. Ob es etwa auch moralische Pflichten gegen sich selbst oder gegenüber der unbelebten Natur gibt, ob und in welchem Sinne moralische Urteile wahrheitsfähig, in welchem Grade sie verallgemeinerbar und vor allem wodurch sie letztlich begründbar sind – solche Fragen sind Gegenstand anhaltend kontroverser Vorstellungen (vgl. zur Einführung BECKER (52), BIRNBACHER (54), FRANKENA (64), MACKIE (78), TUGENDHAT (91), VIETH (92)).

Mit solchen Fragen der Metaethik (oder Fragen zweiter Ordnung) und mit Ethik selbst müssen sich zwar Philosophiestudenten notorisch befassen, doch beschäftigte Ärzte, Pflegekräfte, Politiker oder Bürger haben dafür in der Regel weniger

Zeit und Interesse. Und in der Tat: Wer sich seines moralischen Urteils sicher ist, bedarf für diese Gewissheit zumeist keiner bestätigenden Theorie – und erst recht keiner Theorie der Theorie. Dieser Umstand ändert sich allerdings dann, wenn der Betreffende sein eigenes Urteil gegen gegenläufige Urteile anderer rechtfertigen muss, oder eben dann, wenn er sich seines Urteils nicht mehr sicher ist. Ethik (und Metaethik) gewinnen also an praktischer Bedeutung in Zeiten der moralischen Unsicherheit oder Uneinigkeit, wie sie angesichts von ›Neulandfragen‹ und in modernen Gesellschaften mit vielfältigen Wertvorstellungen typisch sind.

1.2 Begriffsbestimmung: Medizinethik

Medizinethik, als ein Teilbereich der Ethik, befasst sich mit Fragen nach dem moralisch Gesollten, Erlaubten und Zulässigen speziell im Umgang mit menschlicher Krankheit und Gesundheit. Weil menschliches Leben und Wohlergehen unstrittig in den Kernbereich moralisch relevanter Güter gehören und weil der medizinisch-technische Fortschritt insbesondere der letzten 50 Jahre das Spektrum verfügbarer Behandlungsmöglichkeiten so vergrößert hat, dass sich in besonders hohem Maße moralische ›Neulandfragen‹ stellen, hat Medizinethik vergleichsweise geringe Legitimationsprobleme. Man denke nur an die Intensivtherapie, die Organtransplantation oder die technisierte Fortpflanzungsmedizin, die allesamt die Handlungsmöglichkeiten von Ärzten revolutioniert haben, aber auch etliche Fragen nach den Grenzen des Erlaubten aufwerfen. Medizinethik ist daher gegenwärtig zu einem besonders und anhaltend prominenten Ethikbereich geworden. Auch andere ›Bereichsethiken‹, wie Tierethik, Medienethik oder Gen-Ethik, haben sich dank neuer Fragen und Kontexte zu komplexen Gebieten von öffentlichem Interesse entwickelt. Beispielhaft sind hier etwa die Debatten um Tierversuche, Massentierhaltung, Einflüsse des Internets oder die grüne Gentechnik.

Doch die Probleme keiner anderen ›Bindestrich-Ethik‹ beschäftigen Bürger, Politiker wie Philosophen in solchem Maße und mit solcher Intensität wie diejenigen der Medizinethik.

In dieser einführenden Abhandlung kann und soll Medizinethik weder in historischer noch in interkultureller Hinsicht betrachtet werden (vgl. aber BAKER/MCCULLOUGH (51), POST (4) mit zahlreichen Artikeln zur Medizinethik in historischen und kulturellen Kontexten, REISER *et al.* (84), VEATCH (19)). Vielmehr soll der Leser einen ersten systematischen Einblick in diejenigen Kontroversen erhalten, die die zeitgenössische Medizinethik westlicher Prägung kennzeichnen. Dabei werden in meinen Ausführungen Arbeiten angloamerikanischer Autoren eine prominente Rolle spielen, weil häufig sie es sind, die die Fundamente und Standards heutiger Debatten gesetzt haben. Die moderne angloamerikanische Medizinethik ist nämlich über Jahrzehnte etablierter und professioneller gewesen als diejenige in anderen Teilen der westlichen Welt. Ihre prägende Spur ist nicht zu übersehen, auch wenn seit etwa 15 Jahren zunehmend Autoren aus Deutschland (und anderen europäischen Ländern) in die globalere Diskussion über den Umgang mit moderner Medizin in heutigen pluralistischen Gesellschaften eingetreten sind.

Den Gegenstand von Medizinethik als den »Umgang mit Krankheit und Gesundheit« zu bestimmen, wie ich es oben getan habe, ist in mancher Hinsicht zu eng und in anderer zu unscharf, um die gegenwärtige Medizinethik zutreffend zu charakterisieren. Zu eng ist diese Definition, weil Medizinethik auch mögliche Handlungen in den Blick nimmt, die mit Krankheit und Gesundheit primär nichts zu tun haben, aber in die technische oder wissenschaftliche Zuständigkeit von Ärzten fallen. Hierzu gehören etwa zahlreiche Schwangerschaftsabbrüche oder eine medikamentös induzierte Leistungssteigerung bei Gesunden (›Enhancement‹).

Der Blick der Medizinethik war – dies betrifft einen weiteren zu präzisierenden Punkt – traditionellerweise weitgehend auf dasjenige beschränkt, was Ärzte zum Wohle ihrer Patienten tun oder unterlassen sollten. Vom Eid des Hippokrates bis zu zeitgenössischen Abhandlungen der 1960er Jahre war Medizinethik im Wesentlichen auf den Umgang eines Arztes mit seinem Patienten bezogen, meist auch von Ärzten geschrieben. Seither jedoch sind Handlungen und Entscheidungen weiterer Akteure in das Blickfeld der Medizinethik genommen worden. Zu diesen können etwa Pflegekräfte, Forscher, Angehörige, Kostenträger oder gesellschaftliche Gruppen, wie beispielsweise Behindertenverbände, gehören. Für Patienten indes, um deren Selbstbestimmung, Wohl und Wehe es der Medizinethik ja am Ende wesentlich geht, bietet Medizinethik selten direkte ›Lebenshilfe‹ im Umgang mit Krankheit, Leiden und bevorstehendem Tod. So wenig wie die allgemeine philosophische Ethik unserer Tage in der Regel Fragen des guten, des gelingenden individuellen Lebens behandelt,[1] so wenig behandelt die zeitgenössische Medizinethik direkte Fragen des ›richtigen‹ individuellen Umgangs mit eigenem Kranksein und Sterben. Indirekt aber werden sehr wohl Betrachtungen zu den Ansprüchen, Bedürfnissen und Haltungen heutiger Patienten angestellt − nämlich dort, wo es um Verteilungsgerechtigkeit, Versorgungsstandards, Entscheidungshoheit oder andere Fragen des professionellen und institutionellen Umgangs mit Patienten geht. Der im Rahmen solcher Debatten geprägte Begriff ›Patienten-Rechte‹ hat in der modernen Medizinethik eine paradigmatische Schlüsselposition inne.

In den Vereinigten Staaten wurde Anfang der 1970er Jahre für diese Medizinethik mit dem neuen und erweiterten, kritischen und oft von außerhalb der ärztlichen Zunft geworfenen Blick die Bezeichnung ›biomedizinische Ethik‹ oder kurz ›Bioethik‹ geprägt (vgl. REICH (83)). Zum Teil wird ›Bioethik‹ auch noch weiter gefasst und als Beschäftigung mit all denjeni-

---

1 Allerdings zeichnet sich hier eine gewisse Trendwende ab: vgl. etwa SCHMID (86).

gen ethischen Fragen verstanden, die überhaupt mit menschlichen Eingriffen oder Eingriffsmöglichkeiten in Zeugungs-, Lebens- und Sterbeprozesse zu tun haben. Unter den Oberbegriff der so weit verstandenen Bioethik fallen dann neben der Medizinethik auch die ökologische Ethik, die Tierethik und die Bevölkerungsethik.

1.3 Entstehungsbedingungen und Entwicklung moderner Medizinethik

Die gegenwärtige ›westliche‹ Medizinethik wird zum einen durch die Verfügbarkeit immer neuer medizinischer Eingriffsmöglichkeiten bestimmt, zum anderen durch eine wachsende Pluralität der Lebensstile und Moralauffassungen innerhalb der Gesellschaft. Im Gefolge dieser letztgenannten Veränderung sind auch die moralische Autorität und Unanfechtbarkeit von Ärzten und Forschern, die diese über lange Zeit allein kraft ihrer Profession genossen, deutlich geschrumpft.

Zu den die Medizinethik herausfordernden neuen Eingriffsmöglichkeiten gehören seit Mitte der 1950er Jahre zunächst Wiederbelebungsmaßnahmen und künstliche Beatmung; später wurden Organtransplantationen (erste erfolgreiche Nierenverpflanzung 1954), voraussagende genetische Diagnostik an Geborenen wie Ungeborenen und die Befruchtung menschlicher Keimzellen mit anschließendem Transfer in den Mutterleib (erstes ›Retortenbaby‹ durch *In-vitro-Fertilisation* 1978) in das humanmedizinische Behandlungsspektrum eingeführt; schließlich kam, mit bisher bloß experimentellem Status, die Reparatur von Gendefekten (erste somatische Gentherapie 1990) hinzu. In allen diesen Fällen ist es nicht oder nicht in erster Linie die Methodik der Eingriffsmöglichkeit, welche deren ›Bedeutsamkeit‹ ausmacht, sondern die Tatsache, dass sie gänzlich neuartige Entscheidungsprobleme aufwirft.

Andere Arbeitsfelder gegenwärtiger Medizinethik lassen sich vor allem mit der inzwischen entstandenen Vielfalt nebeneinander bestehender Vorstellungen vom guten Leben und vom richtigen Handeln erklären, wodurch manche tradierten und dominanten Moralauffassungen strittig geworden sind. Auf voneinander abweichenden moralischen Grundpositionen beruhen zum Beispiel wesentliche Teile der Auseinandersetzungen um Abtreibung, aktive Sterbehilfe oder ein Recht auf wahrhaftige prognostische Aufklärung am Lebensende. Vor diesem Hintergrund des moralischen Pluralismus ist die neue Medizinethik professionell und interdisziplinär geworden und hat man mit der seit Hippokrates praktizierten Tradition gebrochen, Fragen der Medizinethik ganz überwiegend innerhalb der ärztlichen Zunft zu behandeln und zu regeln. Neben Ärzten denken nun etwa Theologen und – der gesellschaftlichen Säkularisierung entsprechend – zunehmend auch Sozialwissenschaftler und Philosophen beruflich über Medizinethik nach.

Ethische Probleme im Umgang mit dem medizinischen Fortschritt werden in Europa von einzelnen Fachleuten seit den 1950er Jahren diskutiert. In diese Zeit fallen die Gründung der ersten deutschsprachigen Fachzeitschrift („Arzt und Christ", Wien 1955) und die Instruktionen des ›Ärztepapstes‹ Pius XII. Die eigentliche ›Geburt‹ moderner Medizinethik aber fand nach verbreiteter Auffassung in den Vereinigten Staaten der späteren 1960er Jahre statt (vgl. JONSEN (74), TOULMIN (90)). Die komplexe soziale Konstellation, die dies bewirkte, lässt sich nicht auf eine einfache Formel bringen. Mitursächlich jedenfalls war ein zunehmendes Misstrauen auf Seiten der Patienten wie der Gesellschaft gegenüber Ärzten und Forschern, die keineswegs immer die Interessen ihrer Patienten und Probanden zu wahren schienen (vgl. FADEN/BEAUCHAMP (63), Teil II).[2]

---

2 Die Ausführungen des folgenden Abschnitts gehen sehr wesentlich auf diese exzellente Darstellung zurück.

Missbräuchliche medizinische Forschung war erstmals bei den Nürnberger Ärzteprozessen von 1946 bis 1947 in den Blick einer breiteren Öffentlichkeit gelangt. Die zwanzig Ärzte und drei Nichtmediziner, die damals unter anderem wegen der Organisation und Durchführung beispiellos grausamer, qualvoller und oft tödlicher Menschenversuche angeklagt waren (vgl. MITSCHERLICH/MIELKE (79)), machten nur einen Bruchteil derer aus, die an den ›Verbrechen gegen die Menschlichkeit‹ in der Zeit des Nationalsozialismus aktiv beteiligt waren. Wenn es auch noch Jahrzehnte dauern sollte, bis die Gerichtsprotokolle dieser Prozesse einer deutschen Öffentlichkeit zugänglich gemacht wurden (was besonders dem Engagement des Arztes Klaus Dörner zu verdanken ist – vgl. EBBINGHAUS/DÖRNER (61)), stellten doch schon damals die Richter des zuständigen Amerikanischen Militärgerichtshofs einen ethischen Standard für Humanexperimente auf, formuliert im „Nürnberger Kodex". Diese historisch erste externe Ethikvorschrift für Ärzte konstatierte deren uneingeschränkte moralische Verpflichtung, vor jeder Art medizinischen Experiments die Einwilligung der betroffenen Patienten und Probanden einzuholen: ohne ›freiwillige Zustimmung‹ keine Forschung. 1964 verlieh der Weltärztebund dieser Forderung in der „Deklaration von Helsinki" (93) den Status einer intraprofessionellen Selbstbindung,[3] wiederum der ersten, die es je gab. In den 1960er und 1970er Jahren wurde durch eine Reihe kritischer

3   Gegenüber dem „Nürnberger Kodex" enthält die „Deklaration von Helsinki", die – in regelmäßigen Abständen revidiert – gegenwärtig in der Fassung von 2004 gilt, zahlreiche Präzisierungen und Differenzierungen. Auch hat sie inzwischen die ursprüngliche kategorische Forderung nach Probanden-Zustimmung insofern aufgegeben, als sie unter äußerst restriktiven Zusatzbedingungen auch die Forschung an nicht-einwilligungsfähigen Probanden zulässt, um diese individuell oder als Gruppe nicht von einer Teilhabe am potentiellen medizinischen Fortschritt auszuschließen.

US-Publikationen (vgl. FADEN/BEAUCHAMP (63), Kap. 5)
deutlich, dass risikoträchtige oder unfreiwillige Humanexperimente auch im ›boomenden‹ biomedizinischen Forschungsall-
tag keine Seltenheit waren. Die moralische Entrüstung über
bekannt gewordene Fälle,[4] in denen Versuchsteilnehmer ge-
zwungen, getäuscht oder absichtlich fehlbehandelt wurden,
fiel auf den Boden einer ohnehin entstandenen hochgradigen
öffentlichen Sensibilität für Bürgerrechtsfragen und Minder-
heitendiskriminierung. Der beginnende Kampf um die
›Rechte‹ von Patienten und Probanden erfuhr somit Schub-
kraft durch die generelle intellektuelle und politische Emanzi-
pationsbewegung der späten 1960er Jahre und hatte dreierlei
Auswirkungen:

(a) In den USA begann eine interdisziplinäre Auseinandersetzung mit Fragen der Forschungsethik. Verschiedene Organisa-
tionen, die mit der Regulierung, Förderung oder Durchführung biomedizinischer und sozialwissenschaftlicher Forschung
betraut waren, erließen Richtlinien zur Wahrung ethischer
Standards. Von 1974 bis 1978 erarbeitete ein Nationales Gremium, die sogenannte ›Belmont Commission‹,[5] in die erstmals
auch Philosophen berufen wurden, detaillierte Problem- und
Begriffsanalysen, ethische Bewertungen und praktische Regelungsvorschläge für die Forschung an Menschen. In ihrer Bewertung legte sich die Kommission mit bis dahin beispielloser
Deutlichkeit auf den Primat der Selbstbestimmung eines Ver-

4   So etwa die berüchtigte Tuskegee-Syphilis-Studie, in der 400
    schwarzen Syphilis-Patienten bis in die frühen 1970er Jahre ohne
    ihr Wissen die wirksame Behandlung mit Penicillin vorenthalten
    wurde, um den Verlauf der unbehandelten Krankheit zu studie-
    ren (vgl. JONES (73)).
5   National Commission for the Protection of Human Subjects in
    Biomedical and Behavioral Research, deren bekannteste Veröf-
    fentlichung der „Belmont-Report" (80) war. Siehe dazu auch
    CHILDRESS (57).

suchsteilnehmers vor jeglicher Förderung seines eigenen oder fremden Wohls fest. Die Regelungsvorschläge sahen institutionelle Kontrollen zur Sicherung freiwilliger Zustimmung nach vollständiger Aufklärung (*informed consent*)[6] vor und wurden später weitgehend in US-Bundesgesetzgebung umgesetzt.

(b) Die Forderungen nach einem *informed consent* wurden auch in die nicht-experimentelle, also die standardisierte klinische Medizin hineingetragen. Erste empirische Untersuchungen und eine Reihe von Gerichtsfällen brachten zutage, in welch hohem Maße Ärzte bewusst oder unbewusst ihre Patienten über Aussichten, Behandlungen und Risiken im Unklaren ließen. Auch hierüber kam es zu interdisziplinären Debatten, zu einem weitgehenden moralischen Einverständnis über die Verpflichtung zur Einholung einer informierten Einwilligung und insbesondere zu entsprechenden Gerichtsurteilen, die solche Verpflichtungen auch rechtlich festschrieben. Eine von zahlreichen institutionellen Reaktionen etwa war die Patientenrechtsbekundung der amerikanischen Krankenhausvereinigung („Patients' Bill of Rights"), die ausdrücklich als Anerkennung legitimer moralischer ›Rechte‹ formuliert wurde und eben die vollständige Aufklärung und uneingeschränkte Entscheidungshoheit aller einsichtsfähigen Patienten verlangte.

Als Nachfolgerin der bereits genannten Nationalen Kommission behandelte in den 1980er Jahren ein neues auf nationaler Ebene angesiedeltes Gremium, die viel beachtete ›President's Commission‹, zahlreiche ethische Probleme, die zumeist in den Kontext der klinischen Medizin fielen. Auftragsgemäß sollten diese »aus den Seminarräumen, Krankenhausstationen und Fachzeitschriften heraus vor ein öffentliches Forum in Washington«[7] herausgeholt werden. Neben dem Zentralthema des *informed consent* wurden hier etwa Pro-

---

6   Der Begriff wurde in einem Gerichtsurteil von 1957 geprägt (vgl. FADEN/BEAUCHAMP (63), S. 125 ff.).
7   PRESIDENT'S COMMISSION (81), S. 3.

bleme der Todesdefinition, der modernen Humangenetik, der medizinischen Ressourcenverteilung und des Therapieabbruchs bearbeitet und in insgesamt neun Berichts- und weiteren Anhangsbänden publiziert (siehe PRESIDENT'S COMMISSION (81)).

(c) Schließlich haben jene anfänglichen Diskussionen und Sorgen um Patienten- und Probandenrechte die Professionalisierung und Institutionalisierung der Medizinethik entscheidend befördert. Diese Entwicklung hatte allerdings auch noch andere Auslöser: Gerade Ärzte selbst, die in der Medizinerausbildung tätig waren, sorgten sich angesichts der neu aufgeworfenen Entscheidungsprobleme, Bürokratisierungs- und Spezialisierungszwänge um die Humanität am Krankenbett und wandten sich Rat suchend an Theologen und Philosophen (vgl. ZANER (95), Kap. 1). Philosophen, Theologen und auch Mediziner begannen, Medizinethik als ein neues Arbeitsgebiet zu verstehen und zum Teil ihre eigene berufliche Identität darüber zu definieren. Es kam zur Gründung der beiden bis heute einflussreichsten Institutionen auf diesem Gebiet: des ›Hastings Center‹ (gegründet: 1969) und des ›Kennedy Institute of Ethics‹ (gegründet: 1971). An den medizinischen Fakultäten wurden Unterrichtsveranstaltungen für Medizinethik eingeführt, Konferenzen fanden statt, Gesellschaften wurden gegründet und nicht zuletzt setzte eine bis heute anhaltende Flut von Veröffentlichungen zu Fragen der Medizinethik ein. Allein (und vor allem) aus dem US-Amerikanischen liegen inzwischen Dutzende von Anthologien und Fallsammlungen, Hunderte von Monographien und Tausende von Aufsätzen zu diesen Themen vor; weit mehr als ein Dutzend Fachzeitschriften veröffentlichen ausschließlich oder häufig medizinethische Abhandlungen (vgl. die entsprechenden Kategorien im Literaturverzeichnis).

Die entsprechenden Entwicklungen in Europa verliefen viel langsamer und hatten einen deutlich anderen Impetus als die amerikanische Medizinethik. Einige Gründe für die etwa 20-jährige Verzögerung, mit der die Entwicklung einer nennenswerten modernen Medizinethikdebatte in Deutschland begann, liegen auf der Hand:

(a) In der deutschen Philosophie wurde bis etwa 1980 wohl überwiegend eine von Kant geprägte Ethik vertreten, die sich gegenüber interessenethischen, pragmatischen, kontextsensitiven oder gar kasuistischen Überlegungen eher wenig aufgeschlossen zeigte. Gerade diese aber spielten im angloamerikanischen Raum von Anfang an eine wichtige Rolle in medizinethischen Auseinandersetzungen. Was − überspitzt gesagt − den *kontinental* geprägten Moralphilosophen eher flach und uninteressant erschien, war für viele ihrer angloamerikanischen Kollegen, die sich in der Tradition von Mill, Hume oder Dewey sahen, theoretisch durchaus ›anschließbar‹.

(b) Die mörderischen Menschenversuche, Eugenikprogramme und sogenannten ›Euthanasie‹-Aktionen der Nationalsozialisten und die ungeheuerliche Demoralisierung und Verrohung vieler Ärzte und Nichtärzte, die solches duldeten, unterstützten oder ausführten, haben Fragen etwa der Sterbehilfe oder der humangenetischen Diagnostik und ihrer Folgen nachhaltig tabuisiert. Wer in den gegenwärtigen Debatten um Pränataldiagnostik oder aktive Sterbehilfe befürwortende Positionen vertritt, wird von manchen seiner Kritiker durch Kontinuitäts- und Analogiebehauptungen in die Nähe ›faschistischer‹ Positionen gestellt. Ja, zum Teil werden solche befürwortenden oder erlaubenden Positionen geradezu als Definitionsmerkmale *der* Bioethik wahrgenommen, die deswegen durch regelrechte ›Anti-Bioethik‹-Kampagnen verschiedener gesellschaftlicher Gruppierungen bekämpft worden ist (vgl. Dörner (60), Hegselmann/Merkel (68), Schöne-Seifert/Rippe (85)). Aufs Ganze gesehen, gehört eine solche Pauschalablehnung des Faches aber inzwischen doch wohl der Vergangenheit an, wenngleich die Sorge vor einer insgesamt inhuman motivierten Bioethik in Deutschland wohl noch immer umgeht (vgl. etwa BRAUN (55), GEHRING (65)).

(c) Bedeutungsvoll war schließlich das Fehlen einer starken Bürgerrechtsbewegung, die sich – wie in den 60er Jahren in den USA – die Sorge um die moralischen und juridischen Rechte von Patienten und Versuchsteilnehmern auf ihre Fahnen geschrieben und zum Hauptgegenstand der neuen Medizinethik gemacht hätte.

Seit den 1980er Jahren erhielten jedoch auch in Deutschland die angewandte Ethik im Allgemeinen und die Medizinethik im Besonderen zunehmend mehr akademische Aufmerksamkeit. Einzelne prominente Philosophen spielten dabei eine Vorreiterrolle, indem sie über konkrete (medizin)ethische Probleme schrieben, Vorträge hielten und das interdisziplinäre Gespräch suchten.[8] Letztgenanntes erhielt allmählich eine institutionelle Basis. Es entstanden eine ›Akademie für Ethik in der Medizin‹[9] sowie verschiedene Medizinethikzentren, -institute und -lehrstühle. Und seit 2003 hat Medizinethik, gewissermaßen im Paket mit Medizintheorie und -geschichte, sogar den Status eines kleinen Pflichtfaches in der ärztlichen Ausbildung (vgl. BILLER-ANDORNO *et al.* (53), HEISTER (69), WIESE-MANN/BILLER-ANDORNO (13)). Öffentlich sichtbar wurde diese allgemeine Aufwertung der Bioethik auch durch die Einsetzung zweier nacheinander arbeitender Enquetekommissionen zur Bioethik[10] am Deutschen Bundestag sowie durch die 2001 erfolgende – in der Öffentlichkeit allerdings durchaus kontro-

8 Beispielhaft: Günther PATZIG (39), Otfried HÖFFE (70) oder Norbert HOERSTER (71).
9 Siehe www.aem-online.de.
10 Zu deren Arbeit siehe http://www.bundestag.de/parlament/gremien/kommissionen/archiv14/medi/index.html und www.bundestag.de/parlament/gremien/archiv15/ethik_med/index.html.

vers aufgenommene – Einberufung eines Nationalen Ethikrates,[11] der gleichfalls auftragsgemäß bioethische Fragestellungen
bearbeitet und der im Spätsommer 2007 durch einen dann am
Bundestag angesiedelten ›Deutschen Ethikrat‹ ersetzt werden
soll. Insgesamt scheint der Rückstand der deutschen Bioethik,
vor allem gegenüber ihrer inzwischen breit rezipierten angloamerikanischen Schwester, deutlich kleiner zu werden.

1.4 Zum wissenschaftlichen Status der Medizinethik

Wenn man die Medizinethik, als kritische Reflexion eines bestimmten Moralbereichs, qua Disziplin der philosophischen
Ethik zurechnen möchte, wie das unter Philosophen allgemein
üblich ist, so ist doch andererseits klar, dass sie, wie alle Ethik,
nicht allein von (Berufs-)Philosophen betrieben werden muss.
Auch ein genaueres inhaltliches Kriterium, das die Grenze
zwischen philosophischer und nichtphilosophischer Medizinethik markieren könnte, lässt sich kaum angeben. Man wird
wohl am ehesten jede bestimmten Standards entsprechende argumentative Auseinandersetzung mit Medizinethik der ›philosophischen‹ Medizinethik zurechnen und innerhalb derselben gute von schlechten Argumenten unterscheiden wollen.
  Umso nachdrücklicher fragt sich dann aber, worin genau die
besondere Kompetenz von ›Medizinethikern‹ besteht – von
Akademikern, die sich schwerpunktmäßig mit diesem Gebiet
befassen. Immerhin sind sie in den USA, und inzwischen zunehmend auch in Europa, aus Forschung, Lehre, klinischer
Ethikberatung, Kommissionsarbeit und Politikberatung kaum
noch wegzudenken. Angesichts der Unterschiedlichkeit, mit
der Medizinethiker über angemessene theoretische Rahmen,
Bewertungen und Normierungen urteilen, stellen sich auch
Fragen nach Kontingenz, Einfluss und Bewertungskriterien
der Medizinethik-Diskurse und nach ihren Folgen für die me-

---

11 Siehe www.nationalerethikrat.de.

dizinische Realität. Die Phase einer solchen kritischen Selbstbetrachtung der Medizinethik hat in den USA einen ersten Höhepunkt schon in den frühen 1990er Jahren erreicht (vgl. BRODY (56), CLOUSER/KOPELMAN (58), ENGELHARDT (62), HOLMES (72)); in Deutschland erfolgte sie deutlich später (vgl. ACH/RUNTENBERG (50), GESANG (67), KETTNER (75)).

So offenkundig es ist, dass analytische Kompetenzen und die Kenntnis paradigmatischer medizinethischer Problemfälle sowie der diversen unterschiedlichen normativen Auffassungen und Argumente unerlässliche Voraussetzung für die neue Profession sind, so umstritten ist es, wie viel allein mit der Vermeidung logischer Fehlschlüsse und begrifflicher Unklarheiten gewonnen wird. Manche Autoren warnen vor dem uneinlösbaren Neutralitätsanspruch der Medizinethik, die in Wahrheit nur die zufälligen persönlichen moralischen und moralphilosophischen Positionen einzelner ›Experten‹ zur Geltung bringe (vgl. HOLMES (72), MACINTYRE (77)). Andere sehen die Funktion von Medizinethik in einer moralischen Erziehung, Humanisierung, Sensibilisierung oder auch Blickerweiterung und intellektuellen ›Entzauberung‹ festgefügter professioneller oder moralischer Ansichten (vgl. BRODY (56), CLOUSER/KOPELMAN (58), ZANER (95), Kap. 1).

Bereits die besagte ›Humanisierungs‹-Funktion, die ja zumindest für Fälle mit unstrittiger Beurteilung erfüllbar sein sollte, scheint manchem, insbesondere ärztlichen, Betrachter durch die Fachfremdheit der Philosophen und deren Intellektualisierung der Probleme gefährdet. Im Rahmen einer regelrechten kleinen Abspaltungsbewegung hat sich daher in den USA der späten 1980er Jahre eine ›klinische‹ von einer ›biomedizinischen‹ Ethik abzusetzen versucht (vgl. CULVER (59), LAPUMA/SCHIEDERMAYER (76), ZANER (95), Kap. 1). ›Arzt-Ethiker‹ wollen dezidiert den Bereich der ›klinischen‹ Ethik übernehmen, um am Krankenbett zu konkreten, umsetzbaren Entscheidungen zu gelangen. Zum Teil propagieren sie lediglich eine in ihren Augen sinnvolle Arbeitsteilung und betonen dabei die Bedeutung klinischer Erfahrung; zum Teil postulieren sie jedoch auch, dass Mediziner einen privilegierten Zugang zu Fragen der Medizinethik hätten, weil gute Medizin inhärent moralisch sei (vgl. SIEGLER (88), S. 914 f.). Dieser Ansicht kann man allerdings nicht zustimmen, wenn man, wie es durchaus plausibel scheint, die Ziele und Werte der Medizin nicht für objektiv vorgegeben hält, sondern für sozial aushandelbar und für Gegenstände vernünftiger Rechtfertigung.

Welche Hoffnungen man in die moralische Erziehungsfunktion von Medizinethik setzt, hängt offensichtlich davon ab, für wie groß man das moralische Defizit im Umgang mit Gesundheit und Krankheit hält, ob man dieses Defizit durch intellektuelle, emotionale oder strukturelle Faktoren bedingt glaubt und für wie heilsam in dieser Hinsicht man die Möglichkeiten der Medizinethik erachtet. Vor dem Hintergrund solcher Fragen stellt sich die obligatorische Einführung von Medizinethik in die Ausbildung von Ärzten und Pflegekräften als ein offenes Experiment dar, dessen Ziele, Interventionsweisen und Auswertungen Ethiker, Moralpsychologen, Kliniker und Politiker gleichermaßen angehen (vgl. RAVEN (82), SELF/OLIVAREZ/ BALDWIN (87), TÖPFER/WIESING (89)).

Medizinethische Kontroversen, wie sie in allen Ländern und bei nahezu allen Problemen an der Tagesordnung sind, werfen häufig zugleich Metafragen auf – also Fragen nach der Begründbarkeit und Reichweite von ethischer Theorie. Auch an dieser Debatte sind Medizinethiker mit ihrem häufigen Spagat zwischen intellektueller Arbeit und realer Problembewältigung zunehmend und selbstkritisch beteiligt (z. B. BRODY (56), CLOUSER/KOPELMAN (58), GERT/CULVER/CLOUSER (66), BEAUCHAMP/ CHILDRESS (15), GESANG (67)). Im Folgenden sollen einige Überlegungen zu solchen vorgeordneten Fragen angestellt werden, bevor ich dann im Weiteren auf die argumentativen Auseinandersetzungen um Grundbegriffe und um konkrete normative Medizinethikfragen eingehe.

2 Medizinethik: Metaethische Fragen

2.1 *Theorien, Prinzipien und Einzelfallurteile*

Worauf stützen sich plausible moralische Urteile? Und woran erkennt man sie als solche? Wenn sie als gewichtige, verbindliche und begründete Orientierungen verstanden werden, sind diese Fragen offensichtlich in allen Bereichen der Ethik von entscheidender Bedeutung, also auch in der Medizinethik. Als deren ›moderne Ära‹ vor etwa 35 Jahren begann, waren die Ressourcen, die ihre aus verschiedenen Disziplinen stammenden Protagonisten einbringen konnten, einerseits konkrete ›Fälle‹ – zum Teil mitsamt zugehörigen entschiedenen Urteilen – und andererseits philosophische Theorien, die von den verschiedenen Philosophen in je verschiedenem Maße als plausibel oder unplausibel herangezogen wurden: Aristotelismus, Utilitarismus, Liberalismus, Kantianismus etc. – aber auch Theoriefragmente, zu denen man abstraktere Prinzipien (beispielsweise die Pflicht zur Schadensvermeidung) rechnen kann. Angesichts des Drucks, zu klaren und umsetzbaren Bewertungen zu kommen, mag die Frage nach dem Verhältnis von Theorien und Einzelfallurteilen sich hier noch vordringlicher gestellt haben, als andere Metafragen es tun. Aber natürlich stehen auch die notorisch kontroversen Fragen nach der moralischen Erkenntniskraft von Vernunft, Intuition oder Gefühl, nach der Objektivität und nach der Wahrheitsfähigkeit moralischer Urteile sowie nach der Realität moralischer Tatsachen im Hintergrund aller Medizinethik und hängen mit jener ›Zentralfrage‹ nach der Wichtigkeit von Theorien jedenfalls zum Teil auch zusammen.

Bei deren Beantwortung nun lassen sich mindestens drei Modellvorstellungen voneinander unterscheiden:

(a) Die Vorstellung eines Mathematik-analogen *deduktiven Anwendungsmodells* ›fertiger‹ moralischer Theorie, welche mancher anfänglichen Medizinethikbegeisterung Pate gestanden haben mag, wird inzwischen ganz überwiegend zurückgewiesen. In dieser Ablehnung eines *top down*-Modells ethischer Begründung treffen sich verschiedene Kritiklinien. Zum einen hat sich bisher keine Moraltheorie als so umfassend und vollständig erwiesen, dass allein aus ihr und den Fakten des konkreten Falls bereits zuverlässig Handlungsanweisungen für Entscheidungskonflikte abzuleiten wären. Offensichtlich dürfte eine solche Theorie entweder nur ein einziges und eindeutiges Oberprinzip haben, oder sie müsste, bei mehreren Prinzipien, klare Vorrangregeln umfassen. Bereits dadurch erweist sie sich, in den Augen ihrer Kritiker, als zu simpel und nur dann als scheinbar hilfreich, wenn man bereit sei, die Einfachheit ihres ›Strickmusters‹ gewissermaßen dogmatisch über die intuitive Angemessenheit konkreter Moralurteile zu stellen. Neben diesem Argument der Unvollständigkeit aller vorhandenen oder denkbaren Theorien stehen all jene Bedenken, die sich gegen konkrete Besonderheiten der vorfindlichen ›Theoriekandidaten‹ richten, sowie die verbreitete Skepsis gegenüber der ›Letztbegründbarkeit‹ jedweder Theorie, die ja im *top down*-Modell die gesamte Begründungslast tragen müsste.

(b) Die entgegengesetzte epistemische Vorstellung ist diejenige einer reinen Kasuistik, bei der die Einzelfallerkenntnis im Mittelpunkt steht. Bei diesem *bottom up*-Modell soll moralische Urteilsfindung auf der Betrachtung konkreter Probleme allein im Licht von Präzedenzfällen, Analogie- und Disanalogie-Argumenten basieren, während eine ›Theorie‹ höchstens als nachträgliche Systematisierung solcher partikularen Urteile formuliert werden könne, dann aber keine eigenständige Begründungsfunktion übernehme (118). Diese liege vielmehr allein in den intuitiven Urteilen für paradigmatische konkrete Fälle: Eine Renaissance[1] der ethischen Kasuistik wurde maßgeblich durch Erfahrungen ausgelöst, wie sie z. B. die Philosophen Toulmin und Jonsen mit der Arbeit in Ethikgremien machten: »Der sichere Boden für die Diskussionen der Kommissions-Mitglieder bestand nicht etwa in einem Satz intrinsisch überzeugender allgemeiner Regeln und Prinzipien, über die man sich einig gewesen wäre [...], sondern vielmehr in einer geteilten Wahrnehmung dessen, was in ganz bestimmten menschlichen Situationen spezifisch auf dem Spiel stand«.[2]

Standardeinwände gegen eine pure Kasuistik machen geltend, (1.) dass intuitive moralische Urteile über Einzelfälle vermutlich immer schon vor dem Hintergrund bereits anerkannter Regeln erfolgten und auch nur dann verlässlich seien, (2.) dass Abwägungen und Entscheidungen ebenso wie diesbezügliche Freiräume prinzipiell systematisch begründbar sein müssten und (3.) dass es unplausibel sei, Intuitionen zum tragenden und unveränderlichen Fundament moralischer Begründungen zu machen (vgl. etwa BAYERTZ (98), DANIELS (103), BEAUCHAMP/ CHILDRESS (15), BIRNBACHER (54)).

---

1 Ihre Hoch-Zeit hatte die kasuistische Methode im späten 16. und frühen 17. Jahrhundert bei den Jesuiten. Ihren vorläufigen Todesstoß erhielt sie durch die polemische Kritik Blaise Pascals (in den „Lettres Provinciales", 1656) insbesondere am jesuitischen »Probabilismus« (vgl. die ausführliche historische Darstellung in JONSEN/TOULMIN (105)).

2 »The locus of certitude in the commissioners' discussions did not lie in an agreed set of intrinsically convincing general rules or principles, as they shared no commitment to any such body of agreed principles. Rather, it lay in a shared perception of what was specifically at stake in particular kinds of human situations.« ((105), S. 18.) Hier und an anderen Stellen dieses Buches stammen die Übersetzungen, soweit keine deutsche Übertragung ausgewiesen ist, von mir.

(c) Während beide bisher skizzierten Modelle epistemisch ›fundamentalistisch‹ (*foundationalist*) sind, indem sie einen bestimmten Bereich des moralischen Inventars – dort die Theorie, hier die Intuitionen – zum festen und nicht in Frage zu stellenden Fundament erklären, erhält ein weiteres Modell gerade deswegen von vielen Seiten Zuspruch, weil es nicht-fundamentalistisch (*non-foundationalist*) ist. Es ist dies das zunächst von John RAWLS (113) vorgeschlagene ›Überlegungsgleichgewicht‹, bei dem nach häufig vertretener Auffassung sowohl von ›oben nach unten‹ als auch von ›unten nach oben‹ argumentiert werden soll, so lange bis durch geeignete Veränderungen auf der einen oder der anderen Ebene wohlüberlegte Urteile und übergeordnete Normen zueinander passen oder *kohärent* sind und nun gemeinsam eine moralische Beurteilung begründen könnten. Dieses Begründungsmodell hat in den letzten Jahren derartig viele Befürworter, besonders in der Bioethik gewonnen, dass John ARRAS (96) kürzlich einen kritischen Aufsatz ironisch mit »The Way We Reason Now: Reflective Equilibrium in Bioethics« betitelte. Publik gemacht wurde dieses Begründungs-Modell in der Bioethik vor allem durch Tom BEAUCHAMP und James CHILDRESS in ihrer Monographie „Principles of Biomedical Ethics" (15), dem meistgelesenen und einflussreichsten amerikanischen Medizinethikbuch. Während die Details des speziellen und so bekannt gewordenen Ansatzes von Beauchamp und Childress im Abschnitt 2.3 etwas ausführlicher besprochen werden, soll das kohärentistische ethische Begründungsmodell an dieser Stelle hinsichtlich seiner allgemeinen Stärken und Schwächen besprochen werden – gerade weil dieser Ansatz so einladend erscheint und so verbreitet ist.

Zunächst beruht die Attraktivität dieses Modells auf mehreren Merkmalen: Es ist nicht-fundamentalistisch und damit gewiss undogmatisch, grundsätzlich offen für Verfechter aller Theorien und Einzelfallurteile und insofern Pluralismus-adäquat und liberal und schließlich transparent und rational (vgl. ARRAS (96)). Zugleich aber weist diese Art der ethischen Begründung Schwierigkeiten eigener Art auf, die bisher noch nicht befriedigend gelöst worden sind. Die Methodik, inzwischen zunehmend als *weites* Überlegungsgleichgewicht (vgl. DANIELS (103)) verstanden, besteht im abgleichenden, modifizierenden und verwerfenden Hin- und Hergehen zwischen wohlüberlegten konkreten Intuitionen und abstrakteren Theorieteilen der Ethik sowie relevanter Hintergrundtheorien über die Natur, Gesellschaft etc. – so lange, bis alles, was aus diesem Arsenal übrig geblieben ist, sich gegenseitig stützt, kohärent zusammenpasst. Je umfangreicher aber die Ingredienzien, desto aufwendiger und weniger praktikabel erscheint ein systematisches und zu konkreten Ergebnissen kommendes Abgleichen. Problematischer noch ist die Frage, welche Elemente denn bei fehlender Kohärenz aufzugeben sind. Der nicht-fundamentalistische Aspekt des Unternehmens (»kein einziges Element, keine Schicht dieses dynamischen Urteils-Gemisches wird als grundlegend oder immun gegenüber Kritik betrachtet«[3] (ARRAS (96)), dem zufolge die am stärksten befürworteten Elemente beibehalten werden sollen, wird mit einer gravierenden Unterbestimmtheit bezahlt. Sie lässt theoretisch zu, dass mehrere kohärente Bewertungssysteme nebeneinander bestehen, intra- wie intersubjektiv. Andere Fragen hängen an der Rolle moralischer Einzelfall-Intuitionen, deren ausgezeichnete Position (gewissermaßen als Pendant zu Einzelbeobachtungen in den Naturwissenschaften) man problematisch finden kann, wenn man ihre starke Prägung durch Erziehung und Umgebung bedenkt. Wenn andererseits zutrifft, dass wohlüberlegte Intuitionen häufig ihre theoretische Anbindung schon mit im Gepäck haben (wie häufig, siehe oben, gegen die Kasuistik

---

3   »Crucially, as mentioned before, no single element or stratum of this dynamic mix of beliefs is considered foundational or immune to criticism.« ((96), S. 52.)

eingewandt wird), kommt der Verdacht einer zirkulären Begründung auf: Intuitionen verweisen auf die hinter ihnen stehenden Theorien, diese werden durch jene Einzelfall-Urteile präzisiert. Auch das wäre nicht wenig, aber doch keine Begründung – wie denn Kohärenz, deren genaue über Konsistenz hinausgehende Bedeutung gleichfalls unterbestimmt ist, überhaupt als ein zu schwacher Indikator für Normativität oder Begründung gelten mag. Hier bleibt einiges zu klären; gleichwohl scheint der Überlegungsgleichgewicht-Ansatz eine einleuchtende Rekonstruktion dessen zu sein, was wir beim ethischen Argumentieren tatsächlich tun.

Immer wieder haben Autoren die Ansicht vertreten, der Begriff der ›angewandten Ethik‹ sei inhaltlich auf das – unplausible – *top down*-Begründungsmodell festgelegt oder werde jedenfalls überwiegend so verstanden und sei besser durch Begriffe wie ›Bereichsethik‹ (110), ›konkrete Ethik‹ (115) oder ›Aneignung‹ (appropriation) (97) zu ersetzen. Demgegenüber vertreten andere, es habe sich längst ein weiteres und angemesseneres Begriffsverständnis ›angewandter Ethik‹ durchgesetzt, bei dem ›angewandt‹ »auf den Gebrauch philosophischer Methoden verweise – einschließlich Begriffsanalysen, Überlegungsgleichgewicht, Phänomenologie, Kasuistik (oder fallbasiertes Begründen) und dergleichen –, um moralische Probleme, Praktiken und Regelungen kritisch zu untersuchen«.[4] Der fest eingebürgerte fachsprachliche Gebrauch gibt dieser Ansicht Recht.

---

4   »The term ›applied‹ usually refers to the use of philosophical methods – including conceptual analysis, reflective equilibrium, phenomenology, casuistry (or case-based reasoning), and the like – to critically examine moral problems, practices, and policies.« (BEAUCHAMP (100), S. 56.)

2.2 Typen ethischer Theorien

Viele Einführungen zur Bioethik oder Medizinethik enthalten eine überblickshafte Skizze der wichtigsten ausgearbeiteten Ethiktheorien, die in zahlreichen Kontroversen jener Bereiche eine Rolle spielen (beispielhaft (9), (15), (101), (110)). Meist werden hier, mehr oder weniger umfangreich, deren Grundzüge, Schwächen und Stärken geschildert. Dabei handelt es sich zum einen um die prominenten alternativen ›Großtheorien‹ des Deontologismus bzw. Kantianismus und des Konsequentialismus bzw. Utilitarismus, zum anderen um Theorien, die nominell einen bestimmten begründungstheoretischen Ansatz – Kasuistik, Pragmatismus oder narrative Ethik – oder eine bestimmte Perspektive – Feminismus und Tugendethik – in den Vordergrund stellen. Hinsichtlich der Theorien dieser zweiten Gruppe ist durchaus strittig, ob und wie sie sich mit anderen Theorien vereinbaren lassen. Da an dieser Stelle allenfalls eine sehr grobe und damit leicht ungerechte oder irreführende Theorien-Erläuterung geleistet werden könnte, sei der Leser hier nur mit jeweils einer Mini-Definition versehen, sonst aber auf andere Arbeiten verwiesen – auf die bereits genannten oder aber auf eigenständige Einführungen in die Ethik (wie etwa (54) oder (117)).

– *Deontologischen* Ethiken (prominentester Untertyp: Kantianismus) zufolge sind bestimmte Handlungen um ihrer selbst willen und kategorisch verboten, also intrinsisch falsch (exemplarische Vertreterin in der Medizinethik: O'Neill (111)).
– *Konsequentialistische* Ethiken (prominentester Untertyp: Utilitarismus) erkennen als einzige richtig- oder falsch-machende Eigenschaft von Handlungen deren kausale Folgen für alle direkt oder indirekt von dieser Handlung Betroffenen an. Um Theorien dieses Typs vollständig zu machen, muss das Grundtheorem immer noch durch eine Theorie

der relevanten guten und schlechten Folgen (im klassischen Utilitarismus: Freude und Leid) und durch eine Verrechnungsanweisung (im klassischen Utilitarismus: Maximierung der interpersonellen Nutzensumme) ergänzt werden (exemplarischer Vertreter in der Medizinethik: SINGER (116)).

— Wie bereits besprochen, sieht *Kasuistik*, wenn sie radikal als Alternative zu theoriebasierten Ansätzen verstanden wird, ethisches Begründen als fundiert durch die Ebene intuitiver Urteile über paradigmatische Fälle basieren (exemplarische Vertreter in der Medizinethik: JONSEN/TOULMIN (105)).

— *Pragmatisten* halten Prinzipien ebenso wie wohlüberlegte Einzelfall-Urteile für wichtige, aber flexible und nicht feststehende Bausteine ethischen Begründens, zu dem maßgeblich auch Verfahrensprozesse gehören sollen (exemplarischer Vertreter in der Medizinethik: McGEE (108)).

— *Narrative* Ethik legt beim ethischen Urteilen großes Gewicht auf die Besonderheiten der jeweiligen Personen und Umstände, wie sie in Literatur, Film oder Patientengeschichten deutlich werden (vgl. NELSON (109)).

— *Feministische* Ethik betont zum einen die Wichtigkeit von Haltungen, Beziehungen, Rollen und Gefühlen für ethische Bewertungen zuungunsten abstrakter Prinzipien, zum anderen die besondere Benachteiligung von Frauen in verschiedenen Aspekten der Gesundheitsversorgung (vgl. HOLMES/PURDY (34), MAHOWALD (38)). Häufig spielen für die Medizinethik Pflege (*care*) und Empathie eine tragende Rolle, so dass es hier zu einer Überlappung mit der *Tugendethik* kommt.

2.3 Der kohärentistische Prinzipien-Ansatz von Beauchamp und Childress

Für die Medizinethik wird, wie oben bereits betont, ein kohärentistischer Ansatz am prominentesten von BEAUCHAMP / CHILDRESS in ihrer Monographie „Principles of Biomedical Ethics" vertreten, wenngleich auch dort nicht detailliert ausgearbeitet. In der ersten Auflage ((15), Kap. 2–5) führen die Autoren vier grundlegende Moralprinzipien ›mittlerer Reichweite‹ ein, nämlich: (a) Respekt vor Autonomie (*autonomy*), (b) Schadensvermeidung (*non-maleficence*), (c) Fürsorge (*beneficence*) und (d) Gerechtigkeit (*justice*). Vor dem Hintergrund dieser vermeintlich allgemein befürworteten Prinzipien entwickeln die Autoren für ein weites Spektrum medizinethischer Fragestellungen normative Beurteilungen und Regeln. Letztgenannte sind nach verbreitetem Verständnis von spezifischerem Inhalt und geringerer Reichweite als Prinzipien, von diesen aber letztlich nur unscharf unterschieden. Beauchamps/ Childress' ›Anwendung‹ der Prinzipien auf Entscheidungsprobleme besteht darin, sie inhaltlich zu interpretieren und zu präzisieren, im konkreten Fall gegen widerstreitende Normen abzuwägen und im Licht neuer Probleme u. U. zu revidieren. Allerdings wird die Methodik dieses Vorgehens erst ab der vierten Auflage des Buches zum Gegenstand detaillierterer Analyse und Reflexion gemacht.

Als ›principlism‹,[5] ein Begriff, den Beauchamp/Childress trotz seiner ursprünglich negativen Untertöne inzwischen längst zur Selbstcharakterisierung ihrer Theorie übernommen haben, ist diese ethische Zugangsweise von verschiedenen Seiten angegriffen worden – in der Medizinethik am schärfsten von GERT, CULVER und CLOUSER ((66), (102)). Sie kritisieren, dass die ›Prinzipien‹ weder in ihren Inhalten noch in ihren Beziehungen untereinander in einem erkennbaren systemati-

---

5   Diese Bezeichnung stammt von CLOUSER/GERT (102).

schen Verhältnis stünden und dass dieser Prinzipien-Ansatz daher intellektuell unbefriedigend und für Problemlösungen unbrauchbar sei: Moralische Prinzipien seien hier eine Art ›Kapitelüberschriften‹, die lose miteinander zusammenhängende Inhalte wenig systematisch zusammenpferchten und so ein falsches Bild moralischen Begründens entstehen ließen. Der Leser erhalte zwar interessante Überlegungen und Ausarbeitungen, bekomme aber letztlich statt konkreter Handlungsorientierungen lediglich ein relativ beliebig einsetzbares Rüstzeug.[6]

Diese Kritik richtet sich nicht allein gegen den mehr oder weniger ausgearbeiteten Prinzipien-Ansatz, wie ihn Beauchamp/Childress befürworten, sondern mindestens ebenso gegen das ›anthology syndrome‹ zahlreicher Medizinethikbücher, die ihren Lesern nach kurzen Einführungsabschnitten über die Charakteristika und Unzulänglichkeiten gängiger Ethiktheorien (etwa einer millschen, einer kantischen und einer Vertragstheorie) vorschlügen, die eine Theorie zur Lösung dieses und eine andere zur Lösung jenes Problems zu verwenden. Dabei würden diese unterschiedlichen Theorien weder vereinheitlicht noch gebe es Hinweise darauf, wie Probleme den Theorien zuzuordnen seien (vgl. GERT/CULVER/CLOUSER (66)).

Im Zuge ihrer Auseinandersetzung mit derartiger Kritik haben Beauchamp und Childress ihren Prinzipienzugang ausführlich kohärentistisch zu untermauern versucht. In der inzwischen fünften Auflage (2001) enthalten ihre „Principles of Biomedical Ethics" zwei umfangreiche Schlusskapitel über Theoriekonzepte und Begründungsmethodik in der Ethik. Diese Entwicklung spiegelt die geschilderte komplexer ge-

---

6 Anfänglich argumentieren sie darüber hinaus, dass jene vier Prinzipien im Grunde Stellvertreter von vier gängigen Moraltheorien seien (Autonomie → Kant; Fürsorge → Mill; Gerechtigkeit → Rawls, Schadensvermeidung → Gert): CLOUSER/GERT (102), S. 223 und 228.

wordene, höherstufige Reflexion in der ›Zunft‹ wider. Beauchamp und Childress verstehen nun jene vier mittleren Prinzipien ausdrücklich als komplexe Begriffe mit einer Vielzahl subsidiärer – expliziter, impliziter oder nur möglicher – Normen, die in unterschiedlichsten Konstellationen miteinander in Konflikt geraten könnten. Nicht eine systematische Theorie, sondern die »Darstellung der Prinzipien zusammen mit Argumenten, die die Kohärenz dieser Prinzipien mit anderen Aspekten des moralischen Lebens, etwa Gefühlen, Tugenden und Rechten – zeigen sollen«,[7] bildet den normativen Rahmen ihres Buches.

Im Fortlauf einer problembezogenen normativen Argumentation müssten diese relativ abstrakten Normen aber zunächst ›spezifiziert‹, also mit Inhalt gefüllt, und dann gewichtet werden. Mit den Problemlösungen entstehe so gleichzeitig ein Geflecht von Normen und Argumenten, die widerspruchsfrei und sich wechselseitig stützend – d. h. kohärent – sein müssten ((15), Kap. 1 und 9). Der zentrale methodische Schritt des ›Spezifizierens‹ – ein hegelianischer Begriff – wurde von RICHARDSON (114) in die ethische Begründungsdebatte wieder eingeführt und ausgearbeitet und sodann von Beauchamp/ Childress übernommen. Er bezeichnet gewissermaßen den expliziten erläuternden Brückenschlag zwischen abstraktem Prinzip und konkreter Problematik.

Zur Veranschaulichung: Das Prinzip des Respekts vor Selbstbestimmung etwa impliziert für unser gegenwärtiges Moralverständnis die Regel, dass Patienten darüber, ob medizinische Eingriffe an ihnen durchgeführt werden sollen oder nicht, selbst entscheiden. Was nun heißt es, diese Regel auf den Fall eines älteren Kindes anzuwenden? Man muss klären, wel-

---

7 »Our presentation of the principles – together with arguments to show the coherence of these principles with other aspects of the moral life, such as moral emotions, virtues, and rights – constitute the normative account IN the present volume.« ((15), S. 405.)

ches die Kriterien von Selbstbestimmung im Lichte der Gründe für deren besonderen ethischen Wert sind. Dann ist zu untersuchen, ob und wie weit ein älteres Kind diese Voraussetzungen überhaupt erfüllen kann. Vor dem Hintergrund dieser Überlegungen wird die Regel präziser ausgearbeitet und sich u. U. auch für andere Patientengruppen – etwa psychiatrische Patienten – oder andere situative Umstände – beispielhaft: Notfälle – differenzierter darstellen als zuvor.

Beauchamp und Childress begründen den besonderen Status ihrer vier Prinzipien seit jeher damit, dass diese, wie sich in medizinethischen Diskussionen immer wieder zeige, in den Konvergenzlinien gängiger ethischer Theorien lägen und durch die »allgemein geteilte Moral« (*common morality*) gedeckt seien. Dieser letzte Aspekt erhält erst in der 5. Auflage (S. 401 ff.) einen höheren Grad an Aufmerksamkeit. Offenbar sehen sie es als empirisch ausgemacht, dass einige abstrakte Prinzipien von allen Menschen als moralische Grundregeln anerkannt würden und sich damit zum Ausgangspunkt für die Begründungsarbeit in Neulandfragen und moralischen Kontroversen anböten. Das aber wirft, wie sie selber zugestehen, eine Reihe von Fragen auf – etwa nach dem Inhalt besagter *common morality* und insbesondere nach der Herkunft ihrer normativen Autorität: Wird sie aus pragmatischen Gründen akzeptiert oder etwa ihrer angenommenen einstimmigen Befürwortung wegen? (Vgl. DeGrazia (104)). Tom Beauchamp, diesmal ohne seinen Mitautor, hat hierauf kürzlich einige interessante Antworten gegeben. Er verstehe die *common morality* als eine Minimalliste von Handlungsvorschriften und Tugenden, denen tatsächlich jeder zustimme, dem es um die Ziele der Moral zu tun sei. Inhaltlich gehe es etwa um die Verbote des Tötens, Lügens und Stehlens, um die Verpflichtungen zur Hilfeleistung und zum Einhalten von Versprechen, um die Tugenden der Nächstenliebe und Dankbarkeit ((99), S. 260 ff.). Und weil diese Normen und Tugenden den »Zielen der Moral« auch wirklich dienten, seien sie normativ maßgeblich. Damit hängt Entscheidendes an den »Zielen der Moral«, die Beauchamp umreißt als »die Förderung menschlichen Gedeihens durch Bekämpfung von Umständen, welche die Lebensqualität der Menschen verschlechtern.«[8] Das mag den einen oder anderen überzeugen (so auch mich), ist aber doch ganz offensichtlich zum einen das Einziehen eines Begründungsfundaments, was dem ursprünglich nicht-fundamentalistischen Ansatz des von Beauchamp und Childress vertretenen Überlegungsgleichgewichts widerspricht (siehe oben). Zum anderen wird hier eine funktionalistische Sicht der Moral und damit das konsequentialistische Grundcredo befürwortet – jedenfalls dann, wenn man das »menschliche Gedeihen« als empirisches Wohlergehen auffasst. Das aber wäre doch wohl eine – mir selbst durchaus einleuchtende – Absage an alternative Ansätze, die sich bisher unter dem Dach des Beauchamp/Childress-Ansatzes meinten versammeln zu können.

Deutlich ist so oder so, dass Beauchamp und Childress gegenüber der Möglichkeit einer fundierenden und vereinheitlichenden (medizinethischen) Theorie, wie sie etwa Bernard Gert und seine Mitautoren vertreten, äußerst skeptisch bleiben. Zwar räumen auch Letztere ein, man könne nicht hoffen, auf diese Weise alle moralischen Pflichten *a priori* zu bestimmen und alle Nichtübereinstimmungen auszuräumen. Sie bleiben jedoch immerhin optimistisch, mit Hilfe einer Theorie die Bestandteile eines moralischen Kodexes systematisieren, moralische Übereinstimmung und Nichtübereinstimmung erklären und dem Handelnden eine klare Entscheidungshilfe an die Hand geben zu können ((102), S. 222 ff.). Die fachinterne Rezeption von Beauchamps/Childress' kohärentistischer Unterfütterung ihres methodischen Vorgehens ist im Übrigen sehr unterschiedlich (siehe dazu auch (112)).

---

8 »The objectives of morality, I will argue, are those of promoting human flourishing by counteracting conditions, that cause the quality of people's lives to worsen.« ((99), S. 260.)

Während die eine Seite (wie ich selbst) darin vornehmlich eine Rekonstruktion der von den beiden Autoren über Jahre erfolgreich praktizierten Methode sieht, diagnostizieren andere (z. B. (66), (104)) einen radikalen methodologischen Bruch gegenüber den anfänglichen Vorstellungen dieser Autoren.

Neben den skizzierten theoretischen Gründen sprechen auch pragmatische Überlegungen dafür, medizinethisches Debattieren auf einer ›mittleren‹ Abstraktionsebene beginnen zu lassen, statt sich mit grundlegenden Theoriestreitigkeiten auseinanderzusetzen. Gerade die praktischen Erfahrungen zahlreicher Medizinethiker, die einerseits mit drängenden Entscheidungsproblemen und andererseits mit diametral unterschiedlichen theoretischen Moralvorstellungen der Beteiligten konfrontiert sind, haben manche von ihnen dazu gebracht, sich in Kommissionen und Konsultationen lieber auf die Erörterung konkreter moralischer Urteile als auf umfangreiche theoretische Auseinandersetzungen zu konzentrieren (vgl. KYMLICKA (106)).

2.4 Ethik contra Recht in der Medizin

Bei zahlreichen medizinethischen Fragestellungen geht es, in sehr unterschiedlichen situativen Kontexten, um den Schutz menschlichen Lebens oder um das körperliche und geistige Wohl von Personen. Die hohe Bedeutung dieser Güter legt es nahe, solche Fragen auch rechtlich zu regeln. Doch angesichts ihrer moralischen Umstrittenheit werfen einige dieser rechtlichen Normierungen (etwa der Abtreibung, des Embryonenschutzes in der Forschung, der ärztlichen Beihilfe zum Suizid Sterbenskranker) besonders offensichtlich die Frage nach dem Verhältnis von Recht und Moral auf. Im Rahmen dieses Textes kann jedoch weder auf diese Grundsatzproblematik eingegangen werden noch auf Geschichte und Inhalt bestehender medizinrechtlicher Normierungen, die vom Strafrecht bis zum Standesrecht reichen (vgl. zum letztgenannten Punkt z. B. LUSTIG *et al.* (107)).

Wenngleich also Forscher, Ärzte oder Pflegekräfte in vielen der problematischen Fälle durch bestehende Rechtsvorschriften in ihren Handlungsfreiräumen eingeschränkt sind, sind andere Bereiche aus der Sicht vieler Betroffener rechtlich zu wenig geregelt. So besteht eine Aufgabe der Medizinethik darin, bestehende oder erwogene Rechtsvorschriften ebenso wie bestehende rechtliche Freiräume oder Lücken unter moralischen Aspekten zu überprüfen und Argumente zu ihrer Beibehaltung oder ihrer Reform zu liefern. In extremen Fällen mag moralische Überlegung den Einzelnen gar zu einer Rechtsverletzung veranlassen, unter bewusster Inkaufnahme rechtlicher Konsequenzen. Ein denkbares Beispiel wäre hier die Durchführung (illegaler) aktiver Sterbehilfe auf Verlangen in einem extremen Einzelfall, in dem der so handelnde Arzt meint, seinem Patienten auf keine andere Weise mehr helfen zu können.

Für viele der medizinethischen Normen gilt überdies, dass sie rechtlich schwer zu kodifizieren wären oder dass bei entsprechender Kodifizierung ihre Einhaltung kaum überprüfbar wäre. Das lässt sich etwa am Verhältnis des Arztes gegenüber seinem Patienten veranschaulichen, für welches Feinheiten wie Respekt vor der Person des Patienten, Geduld und Einfühlsamkeit sich weder im Einzelnen vorschreiben noch in ihrem Vollzug überprüfen lassen. So gilt denn für manche Bereiche der Medizin in ausgeprägter Weise, dass sie einerseits von besonderer öffentlicher Wichtigkeit sind und andererseits doch im Wesentlichen nur durch moralische Normierungen angemessen geregelt werden können.

3   Normative Grundfragen

Im Folgenden soll eine Reihe wichtiger Grundbegriffe und mit ihnen zusammenhängender strittiger Positionen dargestellt werden, die sich wie rote Fäden durch verschiedene Themenbereiche der Medizinethik ziehen und an deren Behandlung man im Übrigen die Stärken und Schwierigkeiten eines kohärentistischen Rechtfertigungsmodells prüfen mag.

3.1 Der Begriff der (Patienten-)Autonomie

Der Medizinethiker und Arzt Howard Brody schreibt über die ersten 15 Jahre der modernen Medizinethik: »Die implizite Botschaft für die meisten Leser war wohl doch, dass es der neuen [Medizin-]Ethik eigentlich ausschließlich um Autonomie ging. Diese Sichtweise lag sehr nahe; denn Werte wie Schadensvermeidung und Fürsorge wurden schließlich auch in der Antike anerkannt, während Autonomie das einzig wirklich neu diskutierte Prinzip war«.[1] Tatsächlich räumte das bestimmende Paradigma der neuen Medizinethik Patienten und Probanden ein Recht darauf ein, über jeglichen diagnostischen, therapeutischen oder der Forschung dienenden Eingriff durch Zustimmung oder Ablehnung selbst zu bestimmen. Dieses Recht wurde in erster Linie mit einem legitimen persönlichen Anspruch auf Autonomie, auf Selbstbestimmung, begründet, die in Fragen der medizinischen Behandlung ebenso am Platze sei wie in Fragen der sonstigen Lebensführung.

---

1   »Still, the implicit message that most readers probably derived was that autonomy was really what the new ethics was all about. This view was quite natural; after all, values like beneficence and nonmaleficence were recognized in antiquity, and autonomy was the only really novel principle under discussion« ((16), S. 48).

Philosophen haben unter Autonomie sehr Verschiedenes verstanden.[2] Sie haben sie als eine Fähigkeit, eine Verfasstheit, ein Ideal, als Gegenstand eines juridischen oder eines moralischen Anspruchs konzipiert (s. etwa FEINBERG (148)), sie auf Institutionen, Kollektive, Individuen oder Handlungen bezogen und sie sich auf politische, moralische oder von bloßen Klugheitserwägungen diktierte Inhalte erstrecken lassen. Die in der modernen Medizinethik etablierte Vorstellung von Autonomie ist diejenige einer individuellen Entscheidungshoheit in Fragen persönlicher Belange; sie steht damit weit mehr in der liberalen Tradition eines John Stuart Mill als in der Tradition des kantischen Autonomieverständnisses (so auch BEAU-CHAMP (100), anders: O'NEILL (111)). Kant nämlich nannte ›Autonomie‹ die Eigenschaft eines vernunftgeleiteten Willens, sich dem objektiven und allgemeinverbindlichen moralischen Gesetz zu unterwerfen; während es in der Medizinethik überwiegend ›lediglich‹ um individuelle Überzeugungen, höchstpersönliche Pläne und subjektive Werte bezüglich des eigenen Lebens geht. Auf dieser Ebene wird geltend gemacht, dass Patienten oder Probanden einen ethisch begründeten – und daneben juristisch verbrieften – Anspruch darauf hätten, selbst zu entscheiden, was mit ihnen in medizinischer Hinsicht geschehen oder was unterlassen werden soll, und die dafür relevanten Informationen zu erhalten. Dabei geht es allerdings nur um ärztlich empfohlene und dem Patienten prinzipiell zugängliche Maßnahmen oder Forschungsvorhaben, die er allesamt wirksam soll ablehnen dürfen – auch wenn dies noch so unvernünftig wäre (Autonomie als Abwehrrecht). Hingegen geht es nicht um ein Anrecht darauf, die Durchführung oder Bezahlung von Maßnahmen zu verlangen, die medizinisch nicht indiziert, rechtswidrig oder ethisch problematisch sind oder nicht solidarisch finanziert werden (Autonomie nicht *eo ipso* als

---

2 Übersichtsartikel über die Bedeutung von Autonomie in der Medizinethik: JENNINGS (158).

Anspruchsrecht). Aus der inzwischen üblichen Anerkennung eines individuellen Abwehrrechts gegenüber medizinischen Behandlungen (das grundrechtlich als Teil des Persönlichkeitsrechts und des Rechts auf körperliche Unversehrtheit verbrieft ist) folgt also auch nicht etwa automatisch die Anerkennung eines Anspruchsrechts auf aktive Sterbehilfe oder assistierten Suizid, genetische Diagnostik oder künstliche Fortpflanzungstechniken, auf Abtreibung oder pharmakologisch induzierte Leistungssteigerung (Enhancement). Wie weit das Selbstbestimmungsrecht in solchen Fragen legitimerweise geht, ist vielmehr Gegenstand notorisch kontroverser Diskussionen.

Um die Reichweite des Respekts vor subjektiven Patientenansprüchen geht es auch in der sogenannten *futility*-Debatte über ›sinnlose‹ Maßnahmen, die besonders in den USA zeitweilig lebhaft geführt wurde (vgl. YOUNGNER (201)). Hier geht es um Fälle, in denen medizinische Maßnahmen durchgeführt werden, welche nach ärztlichen Standards ›sinnlos‹ sind. Wenn dies auf den ausdrücklichen Wunsch von Patienten oder deren Angehörigen geschieht (was offenbar zunehmend häufig vorkommt), sollen im Namen der Patientenautonomie positive Anspruchsrechte geltend gemacht werden, deren Berechtigung aus der Anerkennung eines Patientenrechts auf Ablehnung von Behandlungsmaßnahmen allerdings keineswegs folgt. Gegen eine solche Anerkennung sprechen in erster Linie die professionellen Standards guter Versorgung, unter Umständen aber auch Gerechtigkeitsaspekte, wenn solidarisch (teil-) finanzierte Leistungen beansprucht würden. Allen abwägenden Überlegungen vorgängig ist indessen die genaue jeweilige Bedeutung des notorisch unscharfen Begriffs der Sinnlosigkeit zu klären. Denn in dieser Diskussion werden sowohl solche Interventionen kritisch als ›sinnlos‹ klassifiziert, deren Ziel für unangemessen gehalten wird (beispielhaft und kontrovers: die dauerhafte Ernährung eines Wachkoma-Patienten), als auch solche, die relativ zu einem bestimmten Ziel als völlig oder auch nur hochgradig unwirksam angesehen werden. Natürlich muss die Beurteilung der (zielrelativen) Unwirksamkeit oder Wirksamkeit einer Intervention dem ärztlichen und medizinwissenschaftlichen Sachverstand (*evidence based medicine*) anheim gestellt werden. Hingegen sind Zielbewertungen ebenso wie das Normieren von Wirksamkeitsschwellen, unterhalb deren nicht behandelt oder jedenfalls nicht bezahlt werden dürfte, wertbehaftete Entscheidungen, die nicht allein kraft medizinischer Expertise zu fällen sind (vgl. BRODY/HALEVY (130), KOPELMAN (160)).

Kommen wir zurück zum Recht auf Behandlungs*verweigerung*. Dieses wird moralisch wie juridisch grundsätzlich anerkannt, allerdings nur unter bestimmten noch zu erörternden Bedingungen, die diesmal dem Schutz der Patienten selbst dienen sollen. Wenn bei deren Erörterung im Folgenden von ›Entscheidungen‹ des Patienten die Rede ist, so sind damit nicht nur Entscheidungen im engeren Sinne, also mentale Akte gemeint, sondern auch Entscheidungen in dem weiteren Sinne einer faktisch wirksamen Weisung (etwa durch Unterschrift) an die Adresse des Therapeuten. Genauer besehen hat man es also bei dem, was da respektiert werden sollte, mit einem Spezialfall von *Handlungsautonomie* zu tun. Doch wäre diese Bezeichnung vielleicht irreführend weit, geht es doch in diesen Überlegungen nur um den einen Spezialtyp von Patienten-Handlungen: eben Patienten-Entscheidungen. Die Kriterien, welche diese erfüllen müssen, um als autonome Weisungen definitiv respektiert zu werden, sind situationsbezogen und auch als solche zu prüfen. Denn dass ein Patient in anderen Zusammenhängen seines Lebens hinreichend autonom handelt, garantiert nicht schon die Autonomie seiner medizinischen Entscheidungen – etwa wenn er diese unter dem Druck anderer Personen, uninformiert, außer sich vor Angst oder unter großen Schmerzen fällen würde. Würde er sich gleichwohl im Ergebnis so entscheiden, wie seine Ärzte es für vernünftig halten, würde man ihm dabei leicht hinreichende Autonomie unterstellen, während sich Zweifel an der Selbst-

bestimmtheit seiner Weisungen wohl eher bei nicht-konfor-
men Entscheidungen einstellen mögen. Das ist zwar verständlich, aber angesichts der hochgradigen Manipulierbarkeit von
Patientenkonformität nicht unproblematisch. Subtilitäten in
Ton und Darstellungsweise können, ohne dass dahinter unlau-
tere Absichten stehen müssten, bei verzweifelten Kranken allzu
leicht übergebührliche Hoffnungen wecken. Deshalb ist es
wichtig, generelle formale Anforderungen an das Zustandekommen von Patientenentscheidungen zu stellen.

Autonomie wird zumeist als ein gradueller Begriff verstanden. Nach allgemeinem Dafürhalten können Patientenentscheidungen (und ebenso persönliche Entscheidungen in anderen Lebensbereichen) schon dann als selbstbestimmt respektiert werden, wenn sie nicht den maximalen, sondern bloß
einen »substantiellen«, also einen hinreichenden Grad an Autonomie aufweisen (vgl. FADEN/BEAUCHAMP (63), S. 237 ff.).
Wann das praktisch der Fall ist, lässt sich nicht allein mit Hilfe
empirischer Daten ausmachen, sondern hängt auch von kon-
zeptuellen und wertenden Vorentscheidungen ab.

Nach weit geteilter Ansicht, die in erster Linie von FADEN/
BEAUCHAMP (63) ausgearbeitet wurde und inzwischen wohl als
Standardauffassung gelten kann und weitgehend auch dem
rechtlichen Verständnis einer ›informierten Einwilligung‹ (*informed consent*) entspricht, muss die Zustimmung oder Ablehnung eines Patienten mehrere Bedingungen erfüllen, um hinreichend autonom zu sein und somit Respekt zu verdienen.[3]
Sie muss zunächst eine bewusste oder absichtliche (›intentio-
nale‹) Handlung sein, also vom Akteur als Legitimierung oder
Ablehnung eines Eingriffs durchgeführt und verstanden wer-

3 Vgl. etwa WEAR (196), BEAUCHAMP/CHILDRESS (15), Kap. 3.
  Letztere setzen in ihrem ebenfalls ausführlichen Autonomie-Ka-
  pitel etwas andere Akzente als FADEN/BEAUCHAMP (63), teilen
  aber offensichtlich die dort vertretene Position weiterhin vollständig.

den. Diese Bedingung ist vergleichsweise trivial und überdies im vorliegenden Zusammenhang geradezu selbstverständlich, da habituelle oder zufällige und somit unbeabsichtigte Patienteneinwilligungen praktisch nicht vorkommen werden. Einzig, dass Patienten oder Probanden mental gar nicht in der Lage wären, eine absichtliche Behandlungsentscheidung zu treffen, ist vorstellbar; doch dieser Fall ist zugleich mit der Forderung nach ›Entscheidungsfähigkeit‹ abgedeckt – eine der drei (weiteren) Voraussetzungen, die erfüllt sein müssen. So muss der betreffende Patient:

(a) entscheidungsfähig oder –kompetent (*competent*) sein;
(b) so informiert sein, dass er versteht, worum es geht;
(c) seine Entscheidung ohne steuernde Einflussnahme durch andere Personen fällen und sie ebenso geltend machen.

So konzipiert, ist (a) gewissermaßen die Nadelöhr-Bedingung (*gate keeper*), die erfüllt sein muss, bevor die ganze Prozedur der Entscheidung nach Aufklärung in Gang gesetzt wird. Es ist wichtig, im Auge zu behalten, dass diese ›patientenseitige‹ Voraussetzung ebenfalls eine graduell verwirklichte Eigenschaft ist und sich aus verschiedenen kognitiven und emotionalen Aspekten zusammensetzt: So muss der Patient verstehen, bewerten, abwägen und zu einer Entscheidung kommen können. Weiterhin muss sie problembezogen beurteilt werden und kann bei ein und demselben Patienten deutlichen Schwankungen unterliegen (vgl. GRISSO/APPELBAUM (151)). Typische Fälle, in denen die Entscheidungsfähigkeit sicher oder fraglich eingeschränkt ist, liegen bei Kindern, Bewusstlosen und Patienten in Stresssituationen oder mit den verschiedensten mentalen Problemen vor. Wann immer möglich, sollten Ärzte sich darum bemühen, die Entscheidungsfähigkeit ihres Patienten zu stärken (etwa durch Stress- oder Schmerzminderung), bzw. eine Phase abwarten, in der sie realisiert ist. In dieser Forderung kommt wirkliche Hochschätzung von Autonomie zum Ausdruck – im Gegensatz zu deren bloß zähneknirschendem Akzeptieren als einer Art lästigem Vetorecht des Patienten.

Neben Entscheidungskompetenz sind (b) ausreichendes Verstehen und (c) ausreichende Freiheit von steuernder Einflussnahme durch andere Personen die beiden weiteren Grundvoraussetzungen der Handlungsautonomie. Nicht in allen Fällen sind diese Bedingungen voneinander unabhängig, denn eine steuernde Einflussnahme kann ja sehr wohl auch über eine gezielte Fehlinformation des Patienten erfolgen. Der (hinreichend) autonom Entscheidende/Handelnde muss also einerseits die Bedeutung seiner Einwilligung oder Ablehnung und damit die für ihn wesentlichen Folgen, Alternativen, Chancen und Risiken überschauen. Andererseits soll er eine Entscheidung ›aus freien Stücken‹ treffen und durchsetzen, was begrifflich natürlich nicht schon durch die in der Regel ungewollten äußeren Umstände – Krankheit, Schmerz oder drohender Tod – ausgeschlossen werden darf.

Um das zu beschreiben, was hier als Entscheidungsautonomie analysiert wird, verwenden andere Autoren den Begriff der ›Freiwilligkeit‹ (*voluntariness*), vor dessen Mehrdeutigkeit Faden und Beauchamp jedoch ausweichen wollen (FADEN/ BEAUCHAMP (63), S. 256). Gelegentlich hat man ›Freiwilligkeit‹ so weit gefasst, dass sie ihrerseits Intentionalität, Verstehen und Freiheit von Zwang und Manipulation – also alle drei oben genannten Bedingungen – umfasst und damit zum Synonym von Autonomie wird (FEINBERG (148), S. 105). Häufiger wird ›Freiwilligkeit‹ in der Bedeutung von Vorsätzlichkeit und/oder Freiheit von Außenkontrolle verwendet. In klassischen Darstellungen[4] von autonomer Behandlungszustimmung oder -ablehnung etwa werden Aufklärung, Einsichtsfähigkeit, Verstehen und Freiwilligkeit als notwendige und gemeinsam hinreichende Bedingungen verlangt. Solche nominellen Ab-

---

4   Vgl. z. B. PRESIDENT'S COMMISSION (81) „Making Health Care Decisions", Bd. 1, Kap. 1.

weichungen in der Klassifizierung bedeuten jedoch nicht zwangsläufig, dass hier am Ende auch inhaltlich verschiedene Voraussetzungen für Entscheidungsautonomie gemacht werden.

Bei aller pragmatischen Fokussierung auf die jeweils konkrete Situation, in der die Autonomie einer Behandlungsentscheidung beurteilt werden soll, ist strittig, ob es dabei auch darauf ankommt, dass der Patient als Person gewissermaßen ›insgesamt‹ autonom ist. In dieser Kontroverse (vgl. BEAUCHAMP / CHILDRESS (15), Kap. 3, QUANTE (178), Kap. 5) ist zunächst maßgeblich, was genau man unter ›personaler Autonomie‹ versteht. Einer in der philosophischen Debatte vieldiskutierten Auffassung zufolge ist diese dann realisiert, wenn eine Person sich mit ihren handlungsleitenden Wünschen nach kritischer Überprüfung einverstanden erklärt. Diese Überzeugtheit zweiter Stufe – salopp vielleicht: ›Wohlüberlegtheit‹ – wurde in den Debatten um Willensfreiheit ursprünglich von Gerald DWORKIN (141) und Harry FRANKFURT (149) entwickelt und wird gelegentlich auch als ›Authentizität‹ bezeichnet (FADEN/ BEAUCHAMP (63), S. 262 ff.). Willensfrei (authentisch) handelt (hier: entscheidet) danach jemand immer dann, wenn er bei kritischer Reflexion (zweite Stufe) mit seinen handlungswirksamen Wünschen und Bewertungen (erste Stufe) einverstanden ist. Damit würde die Autonomie einer ›punktuellen‹ Handlung rückgebunden an die Überzeugungen und Wertvorstellungen der ganzen Person; daher ist hier manchmal auch die Rede von ›personaler Autonomie‹. Eine offenkundige Schwäche des ursprünglichen Frankfurt/Dworkin-Modells liegt in der Unterbestimmtheit der Überzeugungen zweiter Stufe, die ja, um autonomiebegründend zu sein, doch wohl ihrerseits gewisse Kriterien erfüllen müssten – etwa: nicht das Ergebnis einer ungewollten Manipulation durch andere Personen zu sein. Aber auch nach einer entsprechenden Ergänzung dieser Theorie (CHRISTMAN (136), QUANTE (178)) bleibt strittig, ob Authentizität in diesem Sinne eine legitime Forderung im Rahmen medizinischer Selbstbestimmung ist. Faden und Beauchamp[5] halten dies für vollkommen unplausibel, weil eine solche Hürde der Reflektiertheit viele Patienten intellektuell überfordere und weit über das hinausgehe, was wir sonst im Leben als jemandes eigene Entscheidung respektierten. Die Autonomie der Entscheidungen von Patienten über ihr medizinisches Schicksal müsse jedoch an realisierbare Kriterien gebunden sein. Die Gegenposition (vgl. QUANTE (178), Kap. 5) hält eine begriffliche Rückbindung von punktueller Entscheidungsautonomie an die personale Autonomie des Patienten schon deswegen für unabdingbar, weil die Kriterien ›isolierter‹ Entscheidungsautonomie bereits implizit auf Fähigkeiten verwiesen, sich Werte zu eigen zu machen, eigene Urteile zu bilden etc., also von Merkmalen personaler Autonomie abhängig seien. Die Überzeugungskraft dieser Abhängigkeitsthese steigt in dem Maße, in dem die Authentizitätsbedingung abgeschwächt wird. So vertritt etwa Michael Quante die Position, dass bei der Patienten-Selbstbestimmung weder ein stimmiger Lebens- oder existentialistischer Selbstentwurf zu fordern sei, noch die Fähigkeit zur Identifizierung mit den eigenen Überzeugungen tatsächlich aktiv ausgeübt werden müsse; es könne vielmehr auch eine bloß vorreflexive »Stabilität oder Kohärenz in den Werten« ausreichen ((178), S. 192 ff.).

Eine weitere, mit den vorangehenden Überlegungen zusammenhängende Frage ist, ob Patienten mit der (regelhaft gegebenen) Fähigkeit zur kritischen Überprüfung ihrer Überzeugungen bzw. mit einem kohärenten Wertsystem diese Fähigkeiten bei medizinischen Entscheidungen auch tatsächlich ausüben müssen, um als Entscheidende respektiert zu werden (vgl. WEAR (195)). Eine solche Forderung nach realisierter (punktueller) Entscheidungsauthentizität widerspräche der Überzeugung, dass Ärzte letztlich nicht dafür verantwortlich

---

5 Dies. (63), S. 262 ff.; ähnlich BEAUCHAMP/CHILDRESS (15), S. 58 ff.

sein können, ihre Patienten vor subjektiv inkohärenten Entscheidungen zu bewahren. Wohl aber sollten sie Misstrauen vor Entscheidungen entwickeln, die gemessen am subjektiven Wertmaßstab des Patienten deutlich aus ›dem Rahmen‹ fallen.[6] Dass auch einsichtsfähige und verstehende Patienten unter Umständen Entscheidungen fällen, die in diesem schwachen Sinn ›irrational‹ sind, gehört zur beunruhigenden Erfahrung vieler Ärzte. Irrational, im Sinne von inkohärent, können insbesondere die Unterschätzung oder Nichtbeachtung von unvertrauten oder weit in der Zukunft liegenden Risiken oder die Überschätzung der ›Negativität‹ kurzfristiger Schmerzen oder Leiden sein (vgl. BROCK/WARTMAN (129)).

Andererseits schließt das Konzept persönlicher Selbstbestimmung ganz ausdrücklich auch das Recht auf Irrtümer oder spontane ›Ausreißer-Entscheidungen‹ ein und verbietet eine bevormundende Außenkontrolle über die Stimmigkeit einer Entscheidung und die Werte des Entscheidenden.[7] Neben der Grundsatzfrage nach dem angemessensten Verständnis von Autonomie geht es hier im Übrigen auch darum, wie einer

6 An dieser Stelle geht es auch um sehr grundlegende Fragen nach der Natur und Vernünftigkeit von Risikohaltungen und Werturteilen, die man (eher) objektiv (vgl. CULVER/GERT (138)) oder (eher) subjektiv – wie es dem liberalistischen Credo des Bürger- und Patientenrechtsethos entspricht (vgl. WEAR (195)) – konzipieren kann.

7 Vgl. DWORKIN (142): »Selbstbestimmung fördert und schützt die menschliche Fähigkeit, Leben auf der Grundlage eines deutlichen Gefühls für die eigene Persönlichkeit und das, was für diese wichtig und unwichtig ist, zu gestalten. Vielleicht kommt der Kernbestandteil dieses Vermögens nur dann, wenn das betreffende Leben im Ganzen tatsächlich eine generelle Stimmigkeit und Authentizität erkennen läßt, zum Tragen. Doch das Recht auf Selbstbestimmung schützt und fördert dieses menschliche Vermögen in jedem Fall, indem es allen, die es besitzen, gestattet, selbst zu entscheiden, wieweit und in welcher Form sie dieses Ziel zu verwirklichen trachten.« (S. 311.)

punktuellen Authentizitätsforderung in der Medizin praktisch entsprochen werden könnte. Was hier zur Diskussion steht, ist ja ein Kriterium *ex post* − eines, das erst getestet werden kann, wenn man den Inhalt der Entscheidung bereits kennt und deren Authentizität bezweifelt. Die im Prinzip unumstrittenen anderen Autonomiebedingungen hingegen − Entscheidungsfähigkeit und Informiertheit als Voraussetzungen für Verstehen einerseits und Freiheit von steuernder Außenbeeinflussung andererseits − sind *ex-ante*-Bedingungen. Ob sie erfüllt sind, kann vollständig geprüft werden, bevor der Patient seine Entscheidung formuliert. An genau diesem Unterschied hängt jedenfalls ein ernst zu nehmender pragmatischer Einwand gegen eine Authentizitätsforderung: Sie könnte zu einer schwer kontrollierbaren Bevormundung von Patienten einladen, indem eben doch deren lediglich unkonventionelle oder fragwürdig erscheinende Entscheidungen als inauthentisch zurückgewiesen würden. Theoretisch bietet sich dagegen die Strategie an, scheinbar inkohärente Entscheidungen eines Patienten mit diesem erneut und ausführlich zu diskutieren, sie also gewissermaßen ›kritisch reflektieren‹ zu lassen, dann aber, mit oder ohne Revision, in jedem Fall zu akzeptieren (vgl. BROCK/ WARTMAN (129)). Ob diese Strategie *de facto* doch in Bevormundung ausschlägt, hängt davon ab, wie der Patient die ›Nachfragen‹ seines Arztes wahrnimmt und beantwortet. Faden und Beauchamp plädieren in ihren Analysen und Empfehlungen zur angemessenen Unterrichtung von Patienten (vgl. unten Abschn. 4.2) für Gespräche, die auf Patienten- und Arztseite ein »geteiltes Verständnis« dessen herstellen, was den Patienten zu seiner Entscheidung bewegt (FADEN/BEAU-CHAMP (63), S. 307 ff.). Die Bedeutung eines solchen gemeinsamen Verständnisses, schreiben sie, könne gar nicht oft genug betont werden und werde der Tatsache gerecht, dass eine Patientenentscheidung (*informed consent*) auch als ein Vertrag verstanden werden müsse, bei dem es wichtig sei, dass die Parteien sich über die wesentlichen Bestandteile des Abkommens einig seien (ebd., S. 310). Mir scheint, dass damit, unter anderem Etikett, zumindest in einem schwachen Sinn der Bedingung des ›kritischen Reflektierens‹ Genüge getan wird, jedenfalls dann, wenn die Sichtweisen von Patient und Arzt divergieren und letztgenannter daher Gründe zur Nachfrage sieht.

3.2 (Medizinischer) Paternalismus

In der ›Paternalismus‹-Debatte (vgl. Childress (135), Sartorius (181)) geht es um die Zulässigkeit fürsorglicher Fremdbestimmung. Ein ›Paternalist‹ durchkreuzt bewusst die Präferenzen, Entscheidungen oder Handlungen eines anderen, weil er meint, dass diesem anderen sonst geschadet werde. Die Berechtigung hierzu wird allerdings häufig bestritten. Andererseits handeln Ärzte häufig ›paternalistisch‹ gegenüber Patienten, wenn diese minderjährig, schlecht informiert, alkoholisiert, schwer depressiv oder geistig behindert sind. Man denke beispielsweise an die ja auch rechtlich zulässige Zwangseinweisung (partiell) entscheidungsunfähiger psychiatrischer Patienten.

Um zu untersuchen, ob, wann und warum Paternalismus in der Medizin ethisch vertretbar ist, sind zunächst einige begriffliche Differenzierungen hilfreich, deren wichtigste auf Joel Feinberg (147) zurückgeht. Danach handelt es sich dann lediglich um ›schwachen‹ Paternalismus, wenn die Wünsche, Willensbekundungen oder Entscheidungen des Betroffenen fraglich oder sicher nicht hinreichend autonom sind. Beispielhaft: Ein junger Mann mit plötzlich aufgetretener, hochgradig ausgeprägter Psychose möchte sich partout nicht behandeln lassen, weil er keinerlei Einsicht in die Krankhaftigkeit seines Zustands hat. ›Starker‹ Paternalismus hingegen setzt voraus, dass derjenige, um dessen fürsorgliche Fremdbestimmung es geht, durchaus hinreichend autonome gegenläufige Entscheidungen gefällt hat oder fällen könnte. Eine wiederum andere Konstellation − häufig als ›Odysseus-Paternalismus‹ bezeichnet − liegt dann vor, wenn Patienten ihre Ärzte bitten, notwendige Behandlungsentscheidungen bei späterer Entscheidungsunfähigkeit auf diese oder jene Weise an ihrer statt zu treffen (vgl. dazu auch Abschn. 4.2). Ethisch problematisch ist, so definiert, einzig die starke Paternalismus-Variante; nicht selten wird vertreten, es handele sich auch nur dann um ›wirklichen‹ Paternalismus (so auch FEINBERG (147), S. 14).

Starker Paternalismus ist eine mögliche Implikation der ethischen Position des hippokratischen *primum non nocere*, des klassischen ärztlichen Fürsorge-Ethos. Dies gilt jedenfalls dann, wenn man dieses polarisierend dem ›Autonomie-Ethos‹ gegenüberstellt. Bei der Präzisierung und abwägenden Gewichtung von Autonomie und Wohlergehen, wie sie für eine Auseinandersetzung mit der Paternalismusproblematik erforderlich sind, geht es nicht zuletzt um die Frage, warum Patienten-Selbstbestimmung ein hoher Wert zukommt. Ist sie als unabhängiger – ›intrinsischer‹ – Eigenwert zu verstehen oder als Instrument im Dienst des komplexen Patientenwohls? Und, falls man die instrumentelle Sicht bejaht, kann dieses Patientenwohl denn vom Arzt besser befördert werden als vom Patienten selbst? Paternalismus-Kritiker vertreten die Sicht vom intrinsischen Wert der Autonomie und veranschlagen ihn höher als den des Wohlergehens. Oder sie sehen Selbstbestimmung zwar vor allem als Instrument zur Förderung des eigenen Wohlergehens, berufen sich aber darauf, dass die Vorstellungen vom Wohlergehen zwischen heutigen Ärzten und ihren Patienten ganz erheblich voneinander abweichen können (vgl. ENGELHARDT (62)).

Ein interessantes Beispiel für paternalistisches Verhalten sind die wohl noch immer weit verbreiteten ›barmherzigen Lügen‹ gegenüber Patienten mit schlechten Prognosen. Zwar wird Unehrlichkeit in Aufklärungsgesprächen über geplante Eingriffe inzwischen in allen westlichen Ländern (straf)rechtlich sanktioniert. Aber die Einhaltung dieser Vorschrift ist schwer zu kontrollieren, außerdem lässt diese Rechtsdoktrin in

Deutschland und den USA ›therapeutisch‹ motivierte Ausnahmen zu, regelt nicht explizit Aufklärungen über den ›natürlichen Verlauf‹, ist in ihrem Ausmaß heftig umstritten und deckt schließlich nur eingriffsbezogene Aufklärung, nicht aber Prognose-Aufklärung als solche (insbesondere bei tödlicher Erkrankung – vgl. Abschn. 4.1) ab.

An diesem Beispiel jedenfalls lässt sich verdeutlichen, wie schwierig die Unterscheidung zwischen schwachem und starkem Paternalismus im konkreten Fall sein kann: Wohl nur eine Minderheit von Ärzten und Ethikern vertritt in dieser Frage noch heute explizit die (stark) paternalistische Ansicht, die – ggf. auch therapeutisch günstige – ›Beruhigung‹ eines Patienten durch eine ausdrückliche barmherzige Prognoselüge sei immer oder in manchen Fällen moralisch wichtiger als der Respekt vor dessen selbstbestimmtem und ausdrücklichem Wissenwollen.[8] Man dürfe einem Patienten nie die Hoffnung nehmen, wird dann argumentiert (vgl. auch unten Abschn. 5.1). Von der grundsätzlichen Problematik paternalistischer Autonomieverletzung einmal ganz abgesehen, sprechen empirische Befunde[9] keineswegs dafür, dass ein solcher Beruhigungseffekt zuverlässig ausgelöst würde. Generell lässt sich natürlich eine paternalistische Position – wenn sie nicht aus grundsätzlichen Überlegungen abgelehnt wird – mit umso größerer Überzeugungskraft vertreten, je kontextspezifischer und damit in ihrem beabsichtigten Fürsorge-Effekt überprüfbarer sie ist.

Häufig wird von Ärzten das Vorenthalten von schlechten prognostischen Informationen deswegen vertreten, weil (a) die Fragen des Patienten nicht eigentlich ernst gemeint seien,

---

8 Vgl. WEAR (196), Kap. 2, für eine ausführlichere Darstellung des Aufklärungs-Paternalismus.
9 Vgl. BOK (127), S. 232 ff.

(b) Patienten eben gar nicht fragten, (c) prognostisches Wissen unsicher sei.[10]

Es lässt sich leicht vorstellen, dass in konkreten Fällen (a) zutreffend oder eine bloße Unterstellung des Arztes und dass (b) Ausdruck eines autonomen Patientenwunsches oder aber Resultat eines einschüchternden Gesprächsklimas sein kann. Dagegen scheint Argument (c) zu unterstellen, dass der Patient objektive Wahrheiten erfrage, während man ihm doch nur ärztliches Dafürhalten bieten könne, ein Unterschied, den man ihm sehr wohl erklären könnte. In allen drei Fällen jedenfalls wird im Ergebnis aus der Sicht des so Argumentierenden kein (starker) Paternalismus verteidigt, da ja vermeintlich entweder keine konträre autonome Präferenz vorliege (Argumente (a) und (b)) oder gegen eine solche nicht wirklich verstoßen werde (Argument (c)). Man sieht, wie viel von der subjektiven Wahrnehmung bzw. der angemessenen Beschreibung einer Situation abhängt und wie sehr das Arzt-Patienten-Verhältnis, in welchem dem Arzt praktisch die Dominanz in dieser Beschreibung zukommt, ›inhärent paternalistisch‹ sein kann (vgl. WULFF (200)). Ein verdeckter Paternalismus kann sich, je nach Perspektive, auch hinter hoch angesetzten Standards für Entscheidungsfähigkeit[11] oder hinter der Forderung nach Ent-

---

10 Alle drei Argumente z. B. bei DICHGANS (140), der dies alles von der »klassisch-europäischen Position eines ›Verantwortungsethikers‹« aus begründet, »nach dem Muster […], in dem brüderlich stellvertretend, einfühlsam vorentschieden und ungefragt nur mitgeteilt wird, was für die aktuelle Entscheidung, auch bezüglich ihrer Konsequenzen, notwendig und ›heilsam‹ ist« (ebd., S. 196).

11 Vgl. die Debatte um gestufte Entscheidungsfähigkeitsanforderung gegenüber Patienten: BUCHANAN/BROCK (131) plädieren dafür, diese Anforderung umso strenger zu fassen, je größer das Schadenspotential der zu treffenden Entscheidung ist (ebd., S. 23 ff.). BEAUCHAMP/CHILDRESS (15) sehen hier das Vorliegen einer paternalismusträchtigen Verwechslung von Entscheidungs-

scheidungsauthentizität (s. o.) verbergen. Stark paternalistische Entscheidungen werden häufiger und ausdrücklich dann vertreten, wenn das (nur) durch sie zu erkaufende Patientenwohl groß und eindeutig, die Autonomieverletzung aber vergleichsweise geringfügig ist (etwa das kurzfristige postoperative Anbringen eines schützenden Bettgitters gegen den präoperativen Wunsch des Patienten). Die theoretische Rechtfertigung appelliert am Ende an den Verhältnismäßigkeitsgrundsatz[12] und setzt im Anwenden solcher Grundsätze auf die moralische ›Urteilskraft‹.

Eine dezidiert anti-paternalistische Position hingegen, der zufolge also starker Paternalismus in keinem einzigen Fall zulässig ist, betont dabei auch den Aspekt des generellen Vertrauens in die Gewährung von Patienten-Selbstbestimmung innerhalb des medizinischen Versorgungssystems: Sobald auch nur in harmlosen Einzelfällen Ausnahmen vom Prinzip des bedingungslosen Respekts vor der Autonomie eines entscheidungsfähigen Patienten zugelassen würden, hätte jeder Patient Grund, dem System zu misstrauen (vgl. TANNSJÖ (192), Kap. 1). ›Odysseus-Paternalismus‹, also die vorwegnehmende Bitte darum, die eigenen späteren Behandlungspräferenzen dann zu missachten, wenn sie im Zustand der Entscheidungsunfähigkeit geäußert würden, fällt dabei natürlich nicht unter das Paternalismus-Verbot. Zum einen handelt es sich lediglich um eine Variante des schwachen Paternalismus, zum anderen ermöglicht er ja gerade die Befolgung der vorweg geäußerten *eigentlichen* Präferenzen (vgl. aber Abschn. 3.3).

Nicht nur Paternalisten äußern Vorbehalte gegenüber einer auf Autonomie fokussierten Medizinethik. Eine zunehmende

---

fähigkeitskriterien (die sich nicht ändern dürften) und Entscheidungsfähigkeitstests, die ggf. schwieriger gemacht werden dürften (ebd., S. 74 ff.). WEAR (195) bestreitet auch letztgenannten Punkt.

12 BEAUCHAMP/CHILDRESS (15), S. 185 f.

Zahl von Medizinethikern kritisiert deren individualistisches Paradigma – zum Teil in ›Anwendung‹ der Kommunitarismus-Argumente aus der gegenwärtigen politischen Philosophie. So wie dort gibt es auch für die Medizin unterschiedliche Argumentationsstränge:

(a) Es wird betont, dass das Zustandekommen von Patienten-werten und -entscheidungen zu großen Teilen ein kollektives Geschehen sei. Familienmitglieder, Freunde, Glaubensbrüder, Mitbürger oder behandelnde Ärzte hätten an dieser ›Kon-struktion‹ einen notwendigeren und legitimeren Anteil, als die Ausrichtung auf Wünsche isolierter Patienten es widerspiege-le. Wo dies übersehen werde, werde am Ende weniger wirkli-che Autonomie realisiert als unter dem traditionellen Fürsor-ge-Ethos (vgl. Brody (16), S. 50 ff.).

(b) Gewarnt wird, z. T. von Seiten einer feministischen Ethik, dass in einer vom Anspruch auf Autonomie dominier-ten Medizinethik und -praxis intersubjektive Werte wie Ver-trauen zwischen Arzt und Patient, ärztliche Verantwortungs-übernahme und Heil›macht‹ oder die Integrität ärztlicher Fachurteile abgebaut würden (vgl. Brody (16), Held (156), Pellegrino/Thomasma (177), Sherwin (187)). Anhänger des ›neuen‹ auf Autonomie fokussierten Ethos wiederum halten diese Negativbilanzen z. T. für zutreffend, aber kontingent (vgl. Wear (196), Kap. 2–4).

(c) Wieder andere Kritik setzt grundsätzlicher an, indem sie für die Anerkennung objektiver statt subjektiver Werte plä-diert. Callahan etwa warnt vor radikal falscher Prioritätenset-zung in der medizinischen Ressourcenverteilung – insbeson-dere durch unverhältnismäßig hohe Investitionen am Lebens-ende. Statt der unbesehenen Befriedigung atomistischer Präferenzen müsse das gemeinschaftliche Wohl und Wehe wieder an Bedeutung gewinnen (vgl. Callahan (134)).

3.3 Grenzfälle: Prädiktive Medizin – Patientenverfügungen

In den meisten Handlungszusammenhängen, mit denen Medizinethik es zu tun hat, trägt die Informiertheit von Patients positiv zu deren Selbstbestimmung bei. Ihrem ›Recht auf Wissen‹ nachzukommen, heißt, sie souveräner zu machen bezüglich anstehender Entscheidungen über medizinische Eingriffe und damit die sie betreffende Entscheidungsmacht anderer einzuschränken. Dieses Wissen – um Risiken, Nebenfolgen, bevorstehende Schmerzen usw. – ist andererseits dazu angetan, das aktuelle Wohlbefinden eines Patients zu mindern, indem es Angst, Niedergeschlagenheit oder auch das Gefühl, unter Entscheidungsdruck zu stehen, hervorrufen kann. Vor dem Hintergrund unseres kulturellen Selbstverständnisses, das einer selbstbestimmten Lebensführung grundsätzlich großen Wert beimisst, und angesichts der möglichen Eingriffstiefe moderner Medizin sprechen drei Gründe dafür, dennoch der Autonomie einen höheren Wert beizumessen als aktuellem Wohlergehen:

(1) die Sorge, es könnten sonst Entscheidungen fallen, die ihrerseits trotz bester Absichten nicht zum Besten des Patients sind (*patient knows best*),

(2) die allgemeine Erfahrung, dass das Gefühl von Selbstbestimmung, von ärztlicher Ehrlichkeit und von persönlicher Wappnung zum relativen Wohlbefinden eines Patients beiträgt,

(3) der intrinsische Wert, den viele Menschen ihrer eigenen und anderer Leute Selbstbestimmtheit zuschreiben.

Die Konvergenz dieser drei Gründe ist die Basis des Anti-Paternalismus (vgl. oben Abschn. 3.2) und lässt sich auf den speziellen Bereich des Wissenwollens übertragen. Wenn allerdings ein Patient bestimmte verfügbare Informationen lieber nicht erhalten bzw. lieber nicht selbst entscheiden möchte, so kann er – gewissermaßen in höherstufiger Selbstbestimmung – Informationen abblocken und auch anstehende Entscheidungen delegieren (vgl. Abschn. 4.2).

So einfach geht die Rechnung jedoch nicht immer auf, zum Beispiel dann nicht, wenn es um unbehandelbare Krankheiten geht, nach denen der betroffene Patient gar nicht fragt. Dabei kann es sich sowohl um Krankheiten handeln, die bereits Beschwerden verursachen, als auch – noch schwieriger – um solche, deren genetische Basis sich bereits in gesunden Tagen diagnostizieren lässt (vgl. Abschn. 4.3). Dies gilt zum einen für mehrere Hundert monogenetisch verursachter Erkrankungen, zum anderen aber auch für genetische Krankheitsdispositionen, also Risikofaktoren, die im Zusammenspiel mit anderen (überwiegend im Detail noch unbekannten) Faktoren zum Ausbruch einer Krankheit führen können, welche daher nur mit einer bestimmten Wahrscheinlichkeit vorhergesagt werden kann. Überdies kann die präsymptomatische genetische Diagnostik häufig keine Angaben über den Schweregrad der möglicherweise bevorstehenden Krankheit machen. Solch düsteres Wissen kann einen Patienten wohl dazu veranlassen, sich mit seiner Zukunft als Kranker auseinanderzusetzen, Vorkehrungen zu treffen und Verhaltensalternativen zu durchdenken. Andererseits kann er neben einem Teil seines noch vorhandenen aktuellen Wohlbefindens auch noch Unbekümmertheit, Spontaneität und Spielräume im Handeln verlieren, oft ohne Handlungsoptionen zur Vorbeugung oder Abwehr der Krankheit dazuzugewinnen (vgl. Bartram (120)).

Man könnte auch hier von einem Zugewinn an ›Autonomie‹ reden wollen – in der Bedeutung von Vorbereitetsein auf die Schicksalsschläge der Natur, denen man sich als Wissender weniger ausgeliefert fühle. Innere Wappnung wäre hier das Resultat des Wissens oder auch, dass man das eigene Leben anders einrichtet, anders beendet, als man es sonst getan hätte. Autonomie in dieser Bedeutung ist vom Anti-Paternalismusprinzip jedoch nicht mehr gedeckt, wird je nach Lebens- und Selbstentwurf von jedem Einzelnen sehr unterschiedlich be-

wertet und müsste also von ihm selbst gewählt oder ausge-
schlagen werden können. Bei Krankheiten, die sich schon be-
merkbar gemacht haben, könnte man die entsprechenden
Wünsche des Patienten daran erkennen, ob er Nachfragen
stellt oder nicht – vorausgesetzt der Kranke traut sich überhaupt, solche Fragen zu stellen (vgl. Abschn. 4.2). Für Möglichkeiten des präsymptomatischen Krankheitswissens gilt
auch das wiederum so einfach nicht.

Ein konkretes Beispiel dafür liefert die seit 1983 möglich gewordene Vorhersage von Chorea Huntington (früher auch
›Veitstanz‹ genannt). Diese seltene, qualvolle und tödliche neu-
rologische Krankheit wird durch einen Gendefekt verursacht,
der von nur einem Elternteil stammt und bei den Betroffenen
mit hundertprozentiger Sicherheit ›durchschlägt‹ – es sei denn,
sie stürben zuvor aufgrund einer anderen Ursache. Die Nachkommen eines erkrankten Elternteils sind also mit fünfzigpro-
zentiger Wahrscheinlichkeit selbst Träger dieser Erbanlage.
Die Krankheit bricht etwa zwischen dem 35. und dem 50. Le-
bensjahr aus, wobei sich dieser Zeitpunkt nicht genauer vorhersagen lässt. Betroffene sind zuvor ohne jede Beschwerden,
können dann aber ihre Muskelbewegungen immer weniger
kontrollieren, verändern sich geistig und psychisch und werden zunehmend dement, ohne dass sich der Verlauf der Krankheit bisher therapeutisch beeinflussen ließe.

Soll nun ein Arzt den erwachsenen Kindern eines Hunting-
ton-Patienten nahelegen, sich testen zu lassen, ihnen auch nur
von der bloßen Testmöglichkeit erzählen, die Aufklärung den
Medien überlassen, die Authentizität einer so oder so ausge-
richteten Entscheidung voraussetzen oder überprüfen lassen?
Sollen die modernen High-Tech-Gesellschaften überhaupt
die klinische Anwendung prädiktiver Tests auf (noch) unbehandelbare Leiden zulassen oder vorantreiben? Die Antworten
auf diese Fragen sind maximal unterschiedlich und werden aus
verschiedensten Argumenten gespeist, wobei auch die Sorge
um die Verwendung solcher Test-Daten durch Dritte zuun-

gunsten des Patienten eine wichtige Rolle spielt.[13] Klar jedenfalls ist: Allein das Wissen um die Möglichkeit des Wissens
raubt uns die Unschuld des Nichtwissenkönnens. Klar ist auch,
dass die Autonomie eines Testkandidaten ebenso sein selbstbestimmtes ›Recht auf Nichtwissen‹[14] schützt wie sein selbstbestimmtes ›Recht auf Wissen‹ – jedenfalls da, wo diese Rechte
nicht zum gravierenden Nachteil Dritter in Anspruch genommen werden. Angesichts der Tatsache, dass genetische Diagnosen unter Umständen auch einen prädiktiven Aussagewert für
Dritte haben, wird deren ethische Beurteilung jedoch erst
recht komplex und schwierig. Beispielhaft: Die Huntington-
Diagnostik bei der Enkelin eines Erkrankten liefert zugleich
die gleichlautende Diagnose bei der Mutter mit, von der angenommen sei, dass sie noch nicht jenseits des potentiellen Aus-
bruchsalters sei, den Test selbst aber nicht habe durchführen
lassen. Jedes Aushandeln der Rücksichtnahmen oder Opfer
der verschiedenen Beteiligten resultiert in Entscheidungsdruck und schmälert so das unbelastende Nichtwissen, das
manche sich wünschen mögen.

›Medizinischer Selbstbestimmung‹ unterliegen nach allgemeinem Dafürhalten nicht nur Entscheidungen über anstehende Eingriffe (Stichwort: *informed consent*) oder über die
Erhebung und Mitteilung von Krankheitswissen (Stichwort:
Nichtwissen), sondern unter Umständen auch Vorentscheidungen über zukünftige Behandlungsmaßnahmen (Stichwort:
Patientenverfügung). Hier geht es um jemandes Vorkehrungen
für den Fall, dass er einmal nicht mehr entscheidungsfähig ist

13 Dabei geht es vor allem um Arbeitgeber und Versicherungen –
vgl. NATIONALER ETHIKRAT (173) und (175). Allgemein siehe
auch BUNDESÄRZTEKAMMER (132).
14 Ein so formuliertes Recht hat zuerst Hans JONAS ((37), S. 189 ff.)
in die Ethikdiskussion eingeführt. Er bezog es allerdings auf gen-
identische Klon-Menschen.

und Therapieentscheidungen daher ohne sein aktuelles Einverständnis getroffen werden müssen.

Solche Vorausverfügungen wurden – zuerst in den USA – seit den 1960er Jahren zunächst in Form schriftlicher Patientenanweisungen entwickelt. In aller Regel geht es dabei um einen im Voraus verfügten Verzicht[15] auf medizinische Maßnahmen. Es kann um Eingriffe gehen, die das ohnehin irreversible Sterben verlängern würden, oder um den Abbruch lebenserhaltender Maßnahmen bei dauerhafter Bewusstlosigkeit, schwerster Demenz oder hochgradig beeinträchtigter Lebensqualität mit signifikant eingeschränkter Einsichtsfähigkeit. Während im Prinzip der Verzicht auf ›Sterbeverlängerung‹ inzwischen allgemein als ärztliche Verpflichtung anerkannt wird,[16] die einer ausdrücklichen Genehmigung durch den Patienten nicht mehr bedarf, gilt dies weder für die Behandlung dauerhaft Bewusstloser noch für die genannten anderen Fälle. Wenn es denn richtig ist, dass Lebensqualitätsurteile in hohem Maße subjektiver Natur sind und es auf diese subjektive Perspektive gerade ankommen soll (vgl. unten Abschn. 3.4), bliebe als einzige Möglichkeit, dieser Perspektive zu entsprechen, solche Urteile antizipierend geltend zu machen. Aus Sorge vor einem fremdbestimmten und ›defensivmedizinisch‹ betriebenen Leben oder Sterben wollen sich zunehmend viele Bürger auf diese Weise absichern. Eine im Voraus erfolgende Beurteilung aber wirft eine Reihe von Problemen auf, die häufig als Argumente gegen die Bindungskraft von Vorausverfügungen vorgebracht werden.

Das erste Gegenargument ist der berechtigte Hinweis auf die Schwierigkeiten, die Bedingungen eines vorab intendierten

---

15 Aber natürlich können Vorausverfügungen im Prinzip ebenso gut auf Weiterbehandlung – gegen den Standard des Üblichen – beharren. Hier kommt dann allerdings die ›Nutzlosigkeits-Debatte‹ ins Spiel (vgl. 3.2).

16 Empfehlung der BUNDESÄRZTEKAMMER (133).

Behandlungsabbruchs so umfassend und genau zu benennen, dass ein Arzt der Vorausverfügung immer zuverlässig entnehmen kann, was sie für eine konkrete Situation vorsieht. Typische und häufig benutzte Formulierungen wie ›Verzicht auf Intensivmedizin‹, ›bei unheilbarer Erkrankung‹ oder ›Ermöglichung eines würdigen Sterbens‹ lassen zu große Interpretationsspielräume zu; präzise Auflistungen aller relevanten Konstellationen andererseits sind oft nicht praktikabel. Als Ausweg aus dieser Problematik wurde die vorausverfügende Benennung eines ›Bevollmächtigten‹ in Krankheitsfragen entwickelt. Bei diesem für den Fall der Einsichtsunfähigkeit designierten Stellvertreter kann es sich etwa um einen Angehörigen oder Freund, die Hausärztin oder den Seelsorger handeln, die, vertraut mit den Vorstellungen und Wünschen des Patienten, im Bedarfsfall konkrete Entscheidungen über dessen medizinische Versorgung treffen sollen. Diese Art der Vorausverfügung, die gut ein Jahrzehnt später als in den USA[17] nun auch in Deutschland größere Verbreitung findet, ist allerdings gegenwärtig in den Details ihrer Reichweite und in den Voraussetzungen ihrer Bindungskraft noch umstritten, nicht anders als die zuvor beschriebenen inhaltlichen ›Patientenverfügungen‹ es auch sind.[18]

Kritiker (vgl. ENQUETE-KOMMISSION (144)) einer unbeschränkten Reichweite und Bindungskraft dieser beiden, miteinander kombinierbaren Vorausverfügungen führen an, ein Patient könne niemals im Voraus wissen, wie subjektiv lebens-

---

17 Empirische Befunde sollen allerdings zeigen, dass die Stärkung der in den USA gesetzlich abgesicherten Patienten-Selbstbestimmung durch Vorausverfügungen nur sehr unvollkommen verwirklicht wird (vgl. FAGERLIN/SCHNEIDER (146)).

18 Vgl. LIPP (169), MAY (170), NATIONALER ETHIKRAT (172), sehr kritisch: ENQUETE-KOMMISSION (144); in Deutschland wird seit 2003 öffentlich über eine gesetzliche Regelung von Patientenverfügungen gestritten – zumindest bis Sommer 2007 ohne Ergebnis.

wert auch ein vermeintlich miserables Leben durchaus sein könne. Daher sei denkbar, dass ein Betroffener sich im Akutfall gegen seine Vorausverfügung umentschiede, wenn er das kontrafaktisch noch könnte. Diese Möglichkeit in Betracht ziehend, müsse im Zweifelsfall das Patientenleben erhalten werden, auch wenn Patientenverfügung oder Stellvertretervotum gegenteilig lauteten. Bindende Kraft sollten Vorausverfügungen nur für Fälle einer unbehandelbar und irreversibel zum Tode verlaufenden Erkrankung haben. Ein nahe liegender Einwand hiergegen betont die Notwendigkeit einer vorgängigen Aufklärung; dabei sollte nicht zuletzt über die Schwierigkeiten gesprochen werden, die Bedeutung späterer Krankheiten im Voraus einzuschätzen. Auf dieser Basis aber sollte jeder für sich das Recht haben, eine in ihrer Durchsetzungskraft verlässliche Verfügung aufzusetzen.

Ein zweiter Einwand führt die generelle Unsicherheit ärztlicher Diagnosen und Prognosen an. Dem wird von Befürwortern solcher Vorausverfügungen entgegengehalten, dass die Denkbarkeit eines hypothetischen Meinungswechsels auch nicht die Bindungskraft anderer antizipierender Vorkehrungen (z. B. testamentarischer Vermögensregelungen) verhindert und dass ein prognostischer Unsicherheitsfaktor in diesen Entscheidungen ebenso eingerechnet werden müsse wie auch sonst in der Medizin. Überdies würden antizipierende Verfügungen ja in Kenntnis dieser Schwierigkeiten getätigt oder eben unterlassen. Sie dennoch nicht zu befolgen, statt sie in praktischer Hinsicht zu verbessern, komme einem erneuten Paternalismus gleich.[19]

In diesem Zusammenhang stellt sich aber auch die philosophische Frage nach der personalen Identität zwischen jenem Patienten, der in gesunderen Tagen eine Vorausverfügung tätigt, und jenem späteren Patienten in Dauerkoma oder schwerster Demenz, für den die Verfügung gelten soll. Wie be-

---

19 Vgl. schon BEAUCHAMP/CHILDRESS (15), S. 152 ff.

reits Buchanan und Brock überzeugend argumentieren, ist die Annahme einer solchen Identität in der Tat problematisch, wenn man, wie üblich, psychische Kontinuität als eine ihrer notwendigen Bedingungen ansieht. Da aber andererseits die Wahrscheinlichkeit von Interessenskonflikten zwischen dem früheren und dem späteren Patienten gering sei, spreche selbst die Annahme personaler Diskontinuität in der Regel nicht gegen die Bindungskraft von Vorausverfügungen (BUCHANAN / BROCK (131), Kap. 3). Problematisch sei allein der – seltene – denkbare Fall, in dem ein Patient den Verzicht auf jede Form der Lebenserhaltung für den Fall verfügt habe, dass er eine ernsthafte und irreversible Einbuße seiner kognitiven Fähigkeiten erleide, in diesem Zustand dann aber durchaus lebensfroh erschiene. Wenn dieser (mit dem früheren Verfasser vermeintlich nicht mehr ›identische‹)[20] Patient geistig verwirrt, aber sonst gesund und offensichtlich lebenswillig sei, sei etwa das Behandeln einer Lungenentzündung in ihren Augen ein paternalistisch gerechtfertigter Verstoß gegen die Patientenverfügung.

Andere Autoren hingegen kommen zu der gegenteiligen Auffassung, nach der auch eine Vorausverfügung in der zuvor genannten Konstellation Bindungskraft haben könne. Sie legen dabei entweder einen weiteren ›biographischen‹ Identitätsbegriff zugrunde (vgl. QUANTE (178), S. 168 ff.) oder argumentieren mit der moralischen Autorität höherstufiger Präferenzen (siehe Abschn. 3.1), wie sie nur im Zustand erhaltener geistiger Kompetenz vorliegen können: Wenn jemand also ausdrücklich verfüge, im Zustand späterer Entscheidungsunfähigkeit auch einen offenkundigen Lebenswillen nicht als Widerrufskriterium zu verstehen, sei dies als bindend zu akzeptieren (vgl. DAVIS (139), NATIONALER ETHIKRAT (172)). Die Pro-

---

20 Generell stellt sich überdies das Problem der Grenzziehung: Wie viel psychische Kontinuität fordert personale Identität? Vgl. auch dazu BUCHANAN/BROCK (131), S. 169 ff.

blematik dieses Sonderfalls eines nur fraglichen ›Odysseus-Paternalismus‹ spricht nach überwiegendem Verständnis aber nicht gegen die generelle moralische Autorität von Vorausverfügungen.

3.4 Qualität und ›Heiligkeit‹ des Lebens und die Debatte um ›Personen‹

Lebensqualität – verstanden als das übergreifende Wohlbefinden einer Person – ist ein vages und komplexes Konzept, an welchem allein sich die großen normativen Fragen nach der Natur und Bedeutung von Glück, nach der Subjektivität oder Objektivität von Wohlergehen, nach den Grenzen von Selbstbestimmung und Fürsorgepflicht durchbuchstabieren ließen. Dennoch kommen Patienten und Ärzte heute weniger denn je umhin, sich mit Wert, Methoden, Grenzen und Gefahren von Lebensqualitätsbeurteilung im Kontext medizinischer Entscheidungen auseinanderzusetzen (vgl. die Beiträge in SCHÖLMERICH/THEWS (184)).

Ärztliche Überlegungen darüber, ob dieser oder jener Eingriff indiziert oder entbehrlich, diese oder lieber jene Therapie zu empfehlen sei, beinhalten zumindest implizit immer Nutzen-Lasten-Urteile. Selbst bei hochkompetenten und entscheidungsfreudigen Patienten bahnen kollektive wie individuelle ärztliche Beurteilungen zwangsläufig vor, worüber jene überhaupt entscheiden können, und zumeist auch, wie sie es tun (s. Abschn. 3.2 zur medizinischen ›Sinnlosigkeit‹ und 4.2 zur Patienteneinwilligung). Zu Recht ist Medizinern immer wieder vorgeworfen worden, dabei ihr Urteil zu sehr auf objektivierbare körperliche Krankheit statt auf subjektives Kranksein mit seinen physischen, psychischen und sozialen[21]

---

21 Verschiedentlich wird auch die Berücksichtigung metaphysischer, insbesondere religiöser Aspekte gefordert (vgl. wiederum RASPE (180), S. 35). So zentral diese natürlich für jemandes ›Le-

Dimensionen zu stützen, welches mit objektiven Befunden nur wenig korreliert. Diese Forderung nach ›holistischer‹ und patientenzentrierter Medizin stand der modernen klinischen, und das heißt krankheitsbezogenen, Lebensqualitätsforschung Pate (vgl. Raspe (180)).

Die Lebensqualitätsforschung aber sieht sich methodischen wie normativen Schwierigkeiten gegenüber. Weitgehend unumstritten ist zwar, dass die Beurteilung der Lebensqualität von einsichtsfähigen Patienten selbst und mehrdimensional vorgenommen werden muss, wofür unterschiedlichste Checklisten und Fragebögen entwickelt worden sind (vgl. Schölmerich/Thews (184), Anhang, Beauchamp/Childress (15), S. 206 f.). Dann aber fragt sich, wie diese zergliedernde Mehrdimensionalität wieder in einen quantifizierbaren Wert zusammengefasst werden kann (vgl. Raspe (180)), ohne paternalistische Außenurteile einfließen zu lassen. Da mag z. B. jemand weitgehend funktionsfähig, aber sozial isoliert, ein anderer todkrank, aber heiter sein. Da leiden zwei Patienten mit exakt denselben Befunden subjektiv in höchst unterschiedlichem Maße; und da geht es schließlich einem Kranken, der sich zunächst hatte aufgeben wollen, trotz gleich gebliebener Behinderung Monate später leidlich gut. Sind hier Gesamtbeurteilungen der Lebensqualität überhaupt möglich, sinnvoll und legitim? Das kommt, so scheint es, auf den Entscheidungskontext an. Wo eine bestehende oder zu erwartende Beeinträchtigung entscheidungsrelevant zu bewerten ist, zählt – für den Nichtpaternalisten – letztlich das Globalurteil des Patienten selbst. Dabei mögen ihm mehrdimensionale eingriffsbezogene Daten über Gewöhnungseffekte bei anderen Patienten mit

bensqualität‹ sein können, so unklar ist (mir) doch, wie sie – im Gegensatz zu den anderen genannten Aspekten – als solche für medizinische Entscheidungen relevant sein sollten. Vielmehr gehen sie in unterschiedliche Aspekte des psychischen Umgangs mit Krankheit ein und sollten sich hier erfassen lassen.

demselben Leiden hilfreich sein und sollten deswegen erhoben und bereitgestellt werden. Auch bei antizipierenden persönlichen Entscheidungen über belastende Therapien könnten solche – wiederum eingriffsbezogenen und mehrdimensional belassenen – Daten hilfreich sein. Wo es hingegen um den statistischen Vergleich zwischen alternativen Eingriffen geht (z. B. bei der Festlegung medizinischer Standards oder bei Allokationsentscheidungen, vgl. Abschn. 8), führt kein Weg daran vorbei, die alternativen Nutzen-Lasten-Einschätzungen zwecks ihres Vergleiches auf einen Nenner zu bringen. Dasselbe gilt für notwendig werdende persönliche Stellvertreterentscheidungen – etwa bei manchen psychisch Kranken und geistig Behinderten (vgl. HELMCHEN (157)). Der unvermeidliche Wertungscharakter solcher vergleichenden Quantifizierung aber erfordert Transparenz und Begründung.

Angesichts dieser Heterogenität von Lebensqualitätsurteilen plädieren manche Experten für die Vermeidung des Begriffs (so RASPE (180)), andere für seine Verwendung im Plural oder in Anführungszeichen. Wie auch immer – man tut gut daran, sich die mangelnde Schärfe und Objektivität des medizinischen Begriffs der Lebensqualität ständig in Erinnerung zu rufen.

Besonders problematisch sind stellvertretende Urteile über Lebensqualität bei Entscheidungen zum tödlichen Therapieverzicht bei Schwerstkranken ohne eigene Urteilsfähigkeit. Welchem Maßstab solche Urteile gehorchen sollen, ist ein Problem, das maßgeblich auch von der (amerikanischen wie deutschen) Rechtsprechung behandelt worden ist und das seine Bedeutung angesichts möglicher irrtümlicher oder missbräuchlicher Urteile erhält. Je ernstlicher zu befürchten steht, eine Gesellschaft oder einzelne ihrer Mitglieder und Ärzte könnten gegen die bekundeten, mutmaßlichen oder wohlverstandenen Interessen von Patienten entscheiden – sei es aus Mitleid, ökonomischen Motiven, Bequemlichkeit, Gleichgültigkeit oder menschenverachtender Ideologie (wie es aufs

Furchtbarste in Nazi-Deutschland geschah) –, desto restriktiver müssen die Maßstäbe der Stellvertreterbeurteilung sein.

Das deutsche Recht hat als Maß für unterstellende Urteile die Figur des ›mutmaßlichen Willens‹ (entspricht dem amerikanischen *substituted judgment*) ausgebaut. Gefragt wird nach dem Willen, »den der Patient bei objektiver Beurteilung aller Umstände geäußert hätte, wenn er sich hätte entschließen und mitteilen können« (LAUFS (166), S. 116 f.). Schon in dieser Definition deuten sich Probleme an: das Problem der Vermischung von Patientenwillen und ›objektivem‹ Außenurteil und erneut dasjenige der durch Krankheitsumstände (etwa Demenz) möglicherweise veränderten Präferenzen (vgl. hierzu MERKEL (171)). Um diesen Schwierigkeiten gerecht zu werden, drängen in letzter Zeit Rechtsprechung und medizinethische Kommentare[22] tendenziell auf eine striktere Unterscheidung zwischen (a) tatsächlich bekundetem (antizipierendem) Willen, (b) ›Mutmaßungen‹ über den hypothetischen Patientenwillen und (c) wohlverstandenen Interessen. Sofern vorausverfügende Selbstbestimmung als verlängerter Arm der Patienten-Autonomie verstanden und dieser gleichgesetzt wird (s. o. Abschn. 3.3), sind eindeutige, vorgreifende Willensbekundungen – also solche der ersten Kategorie – als bindungskräftig anzusehen. Ein bloß gemutmaßter, also aus Indizien erschlossener Wille sollte je nach Maßgabe seiner Evidenzen befolgt oder nur als Anhaltspunkt genommen werden, während schließlich in Ermangelung jeglicher Willenshinweise die (c) wohlverstandenen Interessen des Patienten verfolgt werden müssen. Hier hat man sich zwar in den Patienten hinein zu versetzen, muss aber über dessen Interessen letztlich nach allgemeinen ›objektiven‹ Wertmaßstäben urteilen. Dieser dann unvermeidliche Schritt sollte explizit und transparent, nicht aber vorgeblich im Namen des Patienten erfolgen. So würden

22 Vgl. BEAUCHAMP/CHILDRESS (15), S. 98 ff., BUCHANAN/BROCK (131), Kap. 2, SCHÖCH (183).

vom Gewirr konkurrierender Maßstäbe – Selbstbestimmung, Stellvertretung, Mutmaßung, Wohlergehen, Vernunft – nur die des subjektiven Patientenwillens (mit abgestuften Evidenzen) oder sonst der ›objektiv besten‹ Interessen übrig bleiben.

Wegen der notorischen Kontroversen um die inhaltliche Auslegung ›objektiver‹ Interessen wird mit guten Gründen zunehmend die vorsorgliche Festlegung einer Entscheidungsinstanz befürwortet[23] – so auch bereits nach geltendem Betreuungsrecht in Deutschland. Für diejenigen Fälle, in denen nicht bereits der Patient selbst einen eventuellen Bevollmächtigten bestimmt hat, wird gerichtlich ein ›Betreuer‹ bestellt. Gerade nicht die behandelnden (häufig ›fremden‹ und potentiell betriebsblinden) Ärzte, sondern eben nächste Angehörige, bestellte professionelle Betreuer oder auch Ethikkomitees sind hier die üblichen und in der Medizinethik kontrovers diskutierten Alternativen. Deren Votum solle nur dann in Frage gestellt werden, wenn berechtigter Verdacht auf Interessenskonflikte, mangelhafte Informiertheit oder (bei Angehörigen) eklatante Entfremdung bestehe. In diesen wie in anderen medizinethischen Fragen brauche man im Übrigen mehr empirische Daten über die unterschiedlichen Einschätzungen ›objektiver‹ Patienteninteressen, um eine möglichst gute Regelung zu treffen.

Um Fremdbeurteilungen von Lebensqualität geht es auch in einem gänzlich anderen Zusammenhang, nämlich bei der möglich gewordenen vorgeburtlichen Selektion gegen erbliche Krankheiten oder Behinderungen. Mit Blick auf die Präimplantationsdiagnostik (PID) einerseits und auf Abtreibungen nach Pränataldiagnostik (PND) andererseits (vgl. Abschn. 7.3) wird höchst kontrovers debattiert, ob und in welcher Weise die Vernichtung von Embryonen durch Verwerfen oder durch Schwangerschaftsabbruch eine Verneinung des Lebens-

---

23 Vgl. Beauchamp/Childress (15), S. 98 ff., Hastings Center (154), S. 16 ff., Veatch (194).

rechts geborener Behinderter impliziert oder anbahnt oder jedenfalls Menschen mit Behinderungen herabwürdigt (so etwa das „Kinsauer Manifest" (159), Beiträge in PARENS (176)). Nun gibt es in der Tat einige Krankheiten, welche einem betroffenen künftigen Kinde ein so kurzes und dabei so qualvolles Leben bereiten würden, dass nach Ansicht vieler Menschen aus antizipiertem Mitleid abgetrieben werden dürfte oder sogar sollte. Unbestreitbar werden jedoch die allermeisten ›selektiven‹ Abtreibungen nicht wegen so schwerwiegender erwartbarer Behinderungen durchgeführt, dass man zu Recht dem Ungeborenen das Leben ›ersparen‹ will. Vielmehr wird hier häufig dem Interesse der Eltern entsprochen, kein gravierend behindertes, sie unter Umständen belastendes Kind zur Welt zu bringen.

Wer jedoch den Eltern ein solches Selektionsrecht primär deswegen einräumt, weil er (frühen) Ungeborenen ohnehin und generell kein Lebensrecht zuschreibt, der impliziere damit keineswegs die Diskriminierung lebender Behinderter, argumentiert die Gegenseite (vgl. SCHÖNE-SEIFERT/KRÜGER (185) und DWORKIN (142)). Aus dieser Perspektive stehen die selektiven Methoden der Enthaltsamkeit, Verhütung, Präimplantationsdiagnostik und Abtreibung nach Pränataldiagnostik alle in einer Kontinuität der drastischer werdenden Mittel zur Erreichung identischer Ziele (vgl. BIRNBACHER (125)). Allerdings kann sich diese Argumentation nur gegen die Behauptung einer logischen Dammbruchsgefahr richten, nicht aber gegen deren empirische Variante (vgl. Abschn. 3.6).

Für viele Menschen jedoch darf die Qualität eines Menschenlebens niemals zur Begründung für dessen Tötung, Sterbenlassen oder vorgeburtliche Vernichtung herhalten. Im Gegensatz zur *quality-of-life*-Position vertreten sie den *sanctity-of-life*-Standpunkt (vgl. KUHSE (161)). Mit der ›Heiligkeit‹ oder Unverfügbarkeit des Lebens wird in medizinethischen Debatten sehr häufig argumentiert. Dass wir Menschen menschlichem Leben einen eminent hohen Wert zuschreiben, scheint uns in aller Regel evident. Dieser Wert steht hinter dem Recht auf Leben und körperliche Unversehrtheit, welches in weiten Teilen der Welt den Status eines Grund- und Menschenrechts hat. Und er steht hinter den großen medizinischen Anstrengungen, die wir zur Rettung menschlichen Lebens unternehmen. In den schwierigsten und erbittertsten Kontroversen der Medizinethik geht es jedoch gerade um die Zulässigkeit von Ausnahmen vom Lebensschutzgebot – eben von Abtreibungen (vgl. Abschn. 7.2) und Sterbehilfe (vgl. Abschn. 5.2).

Nach der selten strikt vertretenen ›Unverfügbarkeits‹-These ist alles menschliche Leben intrinsisch wertvoll und deshalb absolut schützenswert, unabhängig von seinem Entwicklungsstadium, seiner subjektiven oder objektiven Qualität.[24] Selbst passive terbehilfe könnte dann konsequenterweise gar nicht gerechtfertigt werden oder allenfalls damit, dass es unter bestimmten Umständen (z. B. während des bereits irreversiblen Sterbeprozesses) gegen Gott oder die Natur gerichtet wäre, den betreffenden Patienten mit medizinischem Aufwand am Leben zu halten. Dieses Argument ist offensichtlich schon deshalb problematisch, weil man einerseits ein Merkmal braucht, um das Natürliche vom Unnatürlichen bzw. das von Gott Gewollte vom Nichtgewollten zu unterscheiden, und weil sich andererseits alles medizinische Eingreifen ›gegen die Natur‹ richtet (vgl. BAYERTZ (121) sowie Abschn. 3.5). Außerdem gibt diese Position in Fragen der Lebenserhaltung weder der Unzumutbarkeit noch dem Selbstbestimmungsrecht Raum.

Häufiger wird in der Medizinethik eine eingeschränkte Unverfügbarkeitsposition vertreten, wie sie den Rahmen für die

---

24 Dies wiederum kann entweder im Rahmen einer Ethik der Heiligkeit allen Lebens (wie etwa bei Albert Schweitzer) vertreten werden oder speziell mit Bezug auf menschliches Leben. Diese zweite Position sieht sich in den gegenwärtigen Debatten um Tierrechte als dogmatische Bevorzugung der eigenen Gattung, als ›Speziesismus‹ kritisiert.

gängigen restriktiven Urteile über Abtreibung und Sterbehilfe darstellt: Danach verbietet die Unverfügbarkeit menschlichen Lebens dessen aktive Beendigung in jeder Form; zugleich wird betont, der Wert menschlichen Lebens lasse sich überhaupt nicht quantifizieren oder abstufen.[25] Vertreter der Unverfügbarkeitsposition erlauben jedoch ein Sterbenlassen entweder nur auf ausdrücklichen Wunsch des Betroffenen oder auch dann, wenn einem nicht mehr urteilsfähigen Patienten nichts als Qualen bevorstünden.[26] Kritiker argumentieren, dass das Leben nicht schon ›an sich‹, sondern immer nur unter bestimmten, allerdings ausschließlich subjektiven Bedingungen wertvoll sei. Demgegenüber seien, jedenfalls außerhalb eines theologischen Bezugsrahmens, die strikte Unverfügbarkeitsposition unbegründbar und die eingeschränkte inkohärent.[27]

Innerhalb dieses permissiveren Lagers wiederum wird das Sterbenlassen bzw. Töten[28] von Menschen unter unterschiedlich restriktiven Randbedingungen für moralisch zulässig erachtet (vgl. Abschn. 5 und 7): entweder nur

(a) bei ausdrücklichem und authentischem Sterbewillen Todkranker oder auch

25 Teilweise wird mit Kant argumentiert, menschliches Leben könne »überhaupt nicht in Wertkategorien gemessen werden« (GREWEL (150), S. 77).
26 Das Charakteristikum dieser Position besteht gerade darin, dass sie selbst sich als strikte Unverfügbarkeitsposition bezeichnet, aber gleichzeitig passive Sterbehilfe ausdrücklich auf Verlangen oder bei erbarmungswürdigster Lebensqualität zulässt. Vgl. z. B. die EINBECKER EMPFEHLUNGEN (143) oder BUNDESÄRZTEKAMMER (133).
27 So etwa KUHSE (161), RACHELS (179), SINGER (116), WOLF (198).
28 Abhängig davon, ob Tun und Unterlassen hier für äquivalent oder für signifikant unterschiedlich gehalten werden (vgl. Abschn. 3.5).

(b) bei extremen Qualen nicht urteilsfähiger Todkranker oder auch

(c) bei fehlender Empfindungsfähigkeit (eines frühen Embryos oder eines dauerhaft bewusstlosen Patienten).

Allerdings werden auch von diesen Grundpositionen aus die Zulässigkeitsgrenzen wegen möglicher ›Sekundärschäden‹ wie Missbrauch und Missbrauchsangst häufig stark eingeschränkt (vgl. Abschn. 3.6).[29]

Eine ausführliche Auseinandersetzung mit der ›Heiligkeits‹-Kontroverse hat vor einigen Jahren der Jurist und Philosoph Ronald DWORKIN (142) vorgelegt. Er versteht diese Kontroverse im Kern nicht als einen Disput über die Frage, ob Embryonen oder Patienten mit dauerhaftem Bewusstseinsverlust Träger von Interessen und Rechten seien, aus welchen dann zwingend Lebensschutzpflichten abzuleiten wären (ebd., S. 20 ff.). Vielmehr gehe es um die fundamentalere Wertkontroverse darüber, warum genau menschlichem Leben objektiver (und nicht nur ›personaler‹, d. h. im je eigenen Fall bestehender) Wert zukomme. In dieser Kontroverse sehe, so Dworkin, die eine Seite den intrinsischen Wert eines Menschenlebens als Resultat der erfolgten ›Investition‹ Gottes oder – säkular – der Natur in dieses Leben. Die andere Seite betrachte stattdessen den menschlichen Beitrag zu einem Leben als dessen entscheidende Wertquelle. Dworkin fasst beide Sichtweisen als Varianten einer ›Unverfügbarkeits‹-Position auf, worin er ein Potential zur Versöhnung zwischen den Fronten der medizinethischen Glaubenskriege sieht.

Zwar kann man Dworkin entgegenhalten, dass hier wichtige Unterscheidungen verwischt würden. Auch lässt die vereinheitlichende Formel vom ›menschlichen Beitrag‹ leicht ver-

---

29 Vgl. etwa BIRNBACHER (123). Sehr häufig wird mit der Missbrauchsgefahr argumentiert, ohne die sonstige Äquivalenz von aktiver und passiver Sterbehilfe explizit zuzugestehen.

gessen, welche tiefgehenden Wertungsunterschiede sich auch hier noch auftun, je nachdem, welche Bedeutung Empfindungsfähigkeit oder Selbstbewusstsein, hinreichendes Wohlbefinden oder Selbstbestimmung als Wertquelle erhalten.[30] In jedem Fall jedoch sind drei Aspekte dieser dworkinschen Analyse interessant und plausibel: (1.) basieren beide von ihm skizzierten Positionen auf der Auszeichnung intrinsischer Werte (kantischer ›Würde‹), wobei die eine Position nicht weniger ›metaphysisch‹ ist als die andere (wenn auch aus meiner Sicht allein diejenige Überzeugung plausibel ist, nach der Leben empfunden und zumindest implizit ›gemocht‹ werden muss, um wertvoll zu sein). (2.) werden, so Dworkin, beide Wertpositionen, indem sie gewissermaßen auf einer Ebene liegen, keineswegs nur ›pur‹, sondern in beliebiger Mischung vertreten. Das erklärt viele der vermeintlich inkohärenten Voten, die in Fragen der Abtreibung und Sterbehilfe abgegeben werden. (3.) verdeutlicht diese Analyse auch die tragische Dimension der Kontroverse: Während die eine Seite[31] selbstherrliche Respektverweigerung vor empfindungslosem, leidvollem oder nicht gewolltem Leben sieht und bekämpft, sieht und beklagt die andere Seite[32] es als anmaßend, solches Leben, auch gegen die Wertvorstellungen der Betroffenen, für erhaltungspflichtig zu erklären. Genau besehen ist dies wohl eine der zentralen und anhaltenden Grundkontroversen gegenwärtiger Medizinethik.

Zu einem fundamentalen Streitpunkt unter Medizinethikern ist seit einigen Jahren die Frage geworden, ob man in ei-

---

30 Diese Alternativen finden sich in der ökologischen Ethik als biozentrische und pathozentrische Konzeptionen.

31 Vgl. Dörner (60), die Beiträge in Stössel (190) und Student (191).

32 Vgl. die Beiträge in Hegselmann/Merkel (68), Kuhse (161), Kuhse/Singer (162), Leist (167), Rachels (179).

nem normativ relevanten Sinne zwischen menschlichen[33] *Personen* und *Nichtpersonen* unterscheiden könne und dürfe, von denen nur den ersten (volles) Lebensrecht zukäme. Hinter dieser Frage verbirgt sich nichts anderes als die soeben angesprochene Kontroverse um die Bedingungen dafür, dass menschlichem Leben intrinsischer Wert zugeschrieben wird. Wer alles menschliche Leben für gleichermaßen wertvoll erachtet, wird ihm in jeder Form Personenstatus zuschreiben (vgl. SPAEMANN (189)) bzw. die Unterscheidung zwischen Personen und Nichtpersonen ganz ablehnen. Aus dieser Sicht erscheint es besonders infam, unter Verwendung eines nur scheinbar deskriptiven und geläufigen Alltagsbegriffes wie ›Person‹ Embryonen und Komapatienten zu diskriminieren oder gar hirntote Patienten für tot zu erklären (vgl. Abschn. 5.3). Die Gegenseite[34] jedoch will gar keinen Etikettenschwindel betreiben. Auch wenn sie in der Tat an ein Alltagsverständnis von ›Person‹ als vernünftigem, selbstbewusstem Wesen anknüpft, sind es – in der gut 300-jährigen Tradition John Lockes – deren offen diskutierte Definitionsmerkmale, welche die Rechtfertigungslast für die Zuschreibung oder Nichtzuschreibung eines moralischen Lebensrechts tragen.

Aber auch unter den Befürwortern einer differenzierenden Zuschreibung von Lebensrecht warnen manche gleichwohl vor der Verwendung des Reizbegriffs Person, weil er multifunktionell, uneinheitlich und damit unbrauchbar sei bzw. bisher durch keine einleuchtende Theorie der Person gestützt werde (BEAUCHAMP (122), BIRNBACHER (126)).

Die Debatten um die Unverfügbarkeit des Lebens bzw. die Relevanz des Personenbegriffs berühren unter anderem auch die bereits erwähnte Kontroverse um die moralische Bedeu-

---

33 Meist wird der Personenbegriff speziesneutral verwendet (vgl. etwa HARRIS (153), S. 9).
34 Vgl. etwa HARRIS (153), KUHSE/SINGER (162), SINGER (116), TOOLEY (193).

tung von bloßer Empfindungsfähigkeit oder höheren kognitiven Fähigkeiten wie Selbstbewusstsein und Zukunftsbewusst-
sein. In der Regel sind es diese Fähigkeiten, welche ggf. als
konstitutiv für Personalität angesehen werden. Ihre moralische
Bedeutung wird damit gerechtfertigt, dass sie notwendige Voraussetzungen für ein ›Lebensinteresse‹ seien. So wie die Anerkennung oder Zuschreibung anderer moralischer Rechte –
etwa eines Rechts auf Schmerzvermeidung oder auf Bildungs-
chancen – ein *Interesse* an deren jeweiligem Inhalt voraussetze,
so auch die Zuschreibung eines Lebensrechts. Und so wie jene
Interessen die Fähigkeiten der Schmerzempfindung bzw.
Lernfähigkeit voraussetzten, so müssten hier die Fähigkeit zur
Zukunftsplanung, zum Bewusstsein einer Ich-Identität in der
Zeit und damit eine zumindest implizite Präferenz für das
Weiterleben vorausgesetzt werden (vgl. KUHSE (161), SINGER
(116), TOOLEY (193)). Genau hier aber liegen fundamentale
philosophische Probleme bezüglich einer ethischen Theorie
von Interessen und Präferenzen.[35] Gegen die Ansicht, explizite
Präferenzen müssten zum Maßstab zuschreibbarer Interessen
gemacht werden, sind lange schon eine Reihe von Einwänden
erhoben worden, die auf die Möglichkeit ungeahnter Freuden,
irrtümlicher Präferenzen sowie die Problematik posthumer,
unmoralischer oder moralischer Präferenzen abzielen (vgl.
ACH (119) und LEIST (168)). Für die Zuschreibung eines Le-
bensinteresses lässt sich die Notwendigkeit einer spezifischen
Präferenz (und der entsprechenden Fähigkeiten) allerdings
noch grundsätzlicher in Frage stellen als hinsichtlich der unterschiedlichen partikularen Interessen von existierenden Le-
bewesen. Andererseits nötigen solche Vorbehalte keineswegs

35 Diese Probleme werden in der Diskussion um Präferenz- versus
   mental-state-Utilitarismus behandelt, sind jedoch auch außerhalb
   einer utilitaristischen Theorie relevant, sobald es um die Bedingungen und moralische Bewertung des Wohlergehens anderer
   geht.

dazu, alles empfindende Leben als moralisch gleichwertig zu betrachten und zu behandeln (was denn auch die wenigsten von uns tun). Vielmehr bleibt die Möglichkeit, bestimmte Empfindungen und Erlebnisse für wertvoller zu halten als andere. Die Ausarbeitung einer solchen Theorie, die zwischen unfairem Elitarismus und übertriebenem Egalitarismus in der Behandlung von Menschen und Tieren zu balancieren hätte, steht, soweit ich sehe, ebenfalls aus.

3.5 Tun und Unterlassen, Verantwortung und ›Natürlichkeit‹

Eine vieldiskutierte und wichtig genommene Unterscheidung in der Medizinethik ist diejenige zwischen ›Töten‹ und absichtlichem, aber vermeidbarem ›Sterbenlassen‹ eines Patienten. Beides ist gleichermaßen inakzeptabel, wenn es gegen dessen Wunsch und Interesse geschieht – aus falsch verstandenem Mitleid, Fahrlässigkeit, Boshaftigkeit oder anderen niederen Motiven. Wo es aber um leidende Schwerstkranke und Sterbende geht, wird jene Unterscheidung meistens mit derjenigen zwischen aktiver und passiver Sterbehilfe gleichgesetzt und von vielen für moralisch signifikant gehalten. Im Folgenden geht es nicht schon um die komplexe Bewertung von Sterbehilfe (vgl. dazu unten Abschn. 5.2), sondern zunächst nur um die dafür relevante Unterscheidungsproblematik.

Auf den ersten Blick sieht es so aus, als gäbe es in dieser Kontroverse im Wesentlichen nur zwei Parteien, von denen die eine nur Sterbehilfe der Passiv-Kategorie, die andere auch Sterbehilfe der Aktiv-Kategorie unter bestimmten Umständen für moralisch zulässig hält. Aber bei näherem Hinsehen zeigt sich, dass hierbei, wegen uneinheitlicher Differenzierung zwischen diesen beiden Kategorien, mehrere Positionen vertreten werden (vgl. dazu BEAUCHAMP/CHILDRESS (15), S. 239 ff., WOLF (198)).

Nicht selten wird die Differenzierung zugleich beschreibend und normativ getroffen, indem sie unter verschiedenen Alternativen dasjenige deskriptive Handlungsmerkmal aufgreift, welches für moralisch signifikant gehalten wird. Nur wer sich bewusst um eine möglichst wertneutrale Terminologie bemüht (wie sich das in der Fachdiskussion inzwischen durchgesetzt hat, s. u.) oder wer Sterbehilfe in allen Formen für moralisch gleichwertig hält, entkoppelt Beschreibung und Bewertung, mag er nun aktive wie passive Sterbehilfe für zulässig halten oder beide für unzulässig. Wer hingegen einen oder mehrere beschreibende Aspekte als verbotsbegründend auszeichnet, nennt häufig genau diese(n) ›aktiv‹. Dieser (bereits normierende) Sprachgebrauch erklärt sich aus der Entwicklung der moralischen Debatte um Sterbehilfe: Wie auch für andere Handlungskontexte galt zunächst der rein performative Aspekt zwischen tätigem und untätigem Verhalten, zwischen Handlung und Unterlassung als signifikant. Buchstäblich ›aktive‹, handanlegende Sterbehilfe (paradigmatisch: die Giftspritze) wurde als solche allem ›passiven‹ Geschehenlassen gegenübergestellt. Dahinter steht wohl immer eine normative Theorie der Verantwortung, nach welcher das Handanlegen ein positiv ursächliches und damit verantwortetes Herbeiführen des Todes darstellt, während bloßes Sterbenlassen lediglich das Wirksamwerden einer vom Handelnden unabhängigen Primärursache zulässt: Der ›natürliche‹ Krankheitsverlauf endet mit dem ›natürlichen‹, nicht verantworteten Tod.

Mit der Verfügbarkeit medizinischer Dauerbehandlung zur Erhaltung des Lebens (künstliche Beatmung und Ernährung, Blutwäsche, Insulinsubstitution usw.) ergab sich die neue Möglichkeit, jenen ›natürlichen‹ Krankheitsverlauf zum Tode durch tätigen Abbruch einer Behandlung (z. B. durch Abstellen von Beatmungsgerät oder künstlicher Ernährung) ›zu gestatten‹. Ein solch tätiger Abbruch wäre einerseits nach der alten performativen Klassifizierung aktiv und verboten, aber nach der ihr zugehörigen normativen Kausaltheorie andererseits doch nur das Zulassen des natürlichen Todes. Die gegenwärtige juristische und ethische Standardauffassung trägt dem Rechnung, indem sie die deskriptive Reichweite der ›passiven Sterbehilfe‹ auf diese tätigen Formen des ›technischen Behandlungsabbruchs‹ ausdehnt.[36] Innerhalb dieses nunmehr kausalen Modells lassen sich weitere Varianten unterscheiden. Sie ergeben sich aus unterschiedlichen Auffassungen darüber, was genau dem ›natürlichen‹ Krankheitsverlauf, der – unter näher zu bestimmenden Umständen – seinen Gang nehmen darf, zuzurechnen ist und was nicht. Alternative Voten, wie sie tatsächlich und oft wohl intuitiv getroffen werden, lassen sich wie folgt rekonstruieren: Bei Bestehen einer tödlichen Krankheit dürfen

(1) alle oder bestimmte Maßnahmen erst im Sterbeprozess unterlassen werden,

(2) nur deren tödliche Hauptsymptome unbehandelt bleiben (z. B. Verzicht auf die Behandlung von Metastasen),

(3) auch deren unspezifische Nebenerscheinungen unbehandelt bleiben (z. B. Verzicht auf künstliche Ernährung bei sekundärer Auszehrung),

(4) auch zusätzliche Komplikationen unbehandelt bleiben (z. B. Verzicht auf die Behandlung einer hinzukommenden Lungenentzündung),

(5) bestimmte Maßnahmen überhaupt nicht unterlassen werden (z. B. kein Verzicht auf Beatmung, künstliche Ernährung und Flüssigkeitszufuhr).

Bei alledem wird weiterhin die Unterscheidung zwischen selbst- und fremdverfügter Sterbehilfe relevant, die hier bisher noch nicht berücksichtigt worden ist. Selbstverfügung wird in

---

36 Die Rechtsdogmatik hat dafür die Figur des ›Unterlassens durch Tun‹ entwickelt; vgl. Laufs (166), Kutzer (163), Eser (145). Entsprechend: Bundesärztekammer (133).

der Regel in deutlich höherem Maße zugelassen als Fremdver-
fügung, weil Erstgenannte die Handlung in den Verantwor-
tungsbereich des Patienten selbst fallen lässt. Die entscheidende Grundfrage jedoch richtet sich wohl darauf, ob überhaupt
der jeweils unterschiedlich aufgefasste kausale Unterschied als
solcher, d. h. unabhängig von Motiven und Konsequenzen der
Handlungen, moralisch signifikant ist. Über diese ›Signifikanzthese‹ wird seit Jahren hitzig debattiert (vgl. z. B. BIRNBACHER
(124), die Beiträge in LADD (164), WOLF (198)). Befürworter
wie Gegner appellieren an moralische Intuitionen in analogen
Beispielen, wobei diese Runde in meinen Augen fraglos an die
Gegner geht: Wohl finden wir Tötungshandlungen häufig
moralisch entschieden verwerflicher als solche des Sterbenlassens. Aber immer sind dann bereits die jeweiligen Randbedingungen — Belastung, Motivation und Rolle des Täters etc. —
signifikant unterschiedlich. Bei den in Rede stehenden Fällen
von Sterbehilfe sind solche Randbedingungen aber eben gerade identisch (vgl. KUHSE (161), RACHELS (179)).

Des Weiteren greifen Anhänger der Signifikanzthese eher
grundsätzlich die konsequentialistische Prämisse (d. h. Folgen-
orientiertheit als einziger ethischer Beurteilungsmaßstab) ihrer
Gegner an (vgl. dazu die kritischen Überlegungen von WOLF
(199)). Die Kritiker der Signifikanzthese hingegen, die also
Töten und Sterbenlassen für prinzipiell moralisch äquivalent
halten, argumentieren umgekehrt gegen die moralische Bedeutung dieser kausalen Unterschiede: Wer tatsächlich meine,
das absichtliche Nichtverhindern eines unabhängig bestehenden Kausalfaktors (›negative Kausalität‹) müsse grundsätzlich
weniger verantwortet werden als ein positives primäres Bewirken, der mache es sich zwar leicht, zeichne aber auf eine erst
noch zu begründende Weise das Natürliche moralisch aus. Ein
solcher normativer Naturalismus werde gerade in der Medizin
auch von seinen Vertretern nicht konsequent durchgehalten.
Überdies sei er gefährlich, weil er Verantwortung relativiere,
die Ärzten im Kampf gegen ›natürliche‹ Krankheiten an vielen

Stellen mit Fug und Recht zugeschrieben werde (vgl. Beau-
champ/Childress (15)). Wie immer man die Frage der Zulässigkeit von Sterbehilfe beantworte, sei sie jedenfalls weder von
performativen noch von kausaldifferentiellen Aspekten abhängig zu machen.

Wer die (intrinsische) Äquivalenzthese bejaht, muss nicht
unbedingt in der Medizin die tödliche Giftspritze für ebenso
zulässig halten wie den Verzicht auf lebensverlängernde Maßnahmen. Gegen eine solche Gleichbewertung können vielmehr ganz andere, auf Folgen bedachte Argumente angeführt
werden – etwa Bedenken, die auf Missbrauch oder uner-
wünschte soziale Folgen gerichtet sind oder die eine Beschädi-
gung des Arzt-Patienten-Verhältnisses befürchten. Diese Argumente müssen letztlich – direkt oder indirekt – empirisch
belegt werden (vgl. Abschn. 3.6 und 5.2).

Weniger plausibel scheint es, wenn aktive Sterbehilfe mit
dem nicht selten vorgebrachten Argument untersagt bleiben
soll, sie widerspräche von vornherein dem ärztlichen Ethos.[37]
Abstrakt lässt dieses Ethos sich auf die Formel bringen, Ärzte
müssten die Bereitschaft zeigen, im Rahmen ihres medizinischen Tuns nach bestem Können für das Wohl und die Selbstbestimmung der Patienten einzustehen – als Grundvorausset-
zung für gute Medizin in allen ihren Aspekten. Ein solches
Verantwortungsethos lässt sich rechtlich, politisch und institu-
tionell fordern und preisen, verlässlich realisiert wird es allererst durch die entsprechende (v. a. moralisch motivierte) Bereitschaft jedes einzelnen Arztes und auch jeder einzelnen
Pflegekraft. Verantwortlichkeit als ärztliche und pflegerische
Grundtugend muss darüber hinaus erst noch mit Inhalt gefüllt
werden, bevor sie praktisch wird (vgl. Wiesing (197)). Ob in

---

37 So lehnt die Bundesärztekammer (133) aktive Sterbehilfe wie
   ärztliche Suizidhilfe dezidiert als Verstöße gegen das ärztliche
   Ethos ab; im letzten Punkt divergierend: Schweizerische Akademie der Medizinischen Wissenschaften (186).

Fragen der Sterbehilfe eine Signifikanz- oder die Äquivalenzthese vertreten wird, gibt der diesbezüglichen Verantwortung einen anderen Inhalt, nicht aber einen anderen Stellenwert. Wer eine prinzipielle Äquivalenzthese vertritt, kann diese auch dahingehend formulieren, dass mit einer Signifikanzthese ein Stück eigentlich zurechenbarer Verantwortung von Ärzten und Pflegenden aus der Hand gegeben werde: Wo immer möglich, solle nicht die ›Natur‹, sondern bestes humanes Dafürhalten im Umgang mit dieser Natur den Gang des Sterbens bestimmen dürfen.

3.6 Das Argumentieren mit Dammbruchsrisiken

Moralische Normierungen gerade in der Medizin werden nicht selten mit Hilfe von *Dammbruchprognosen* zu rechtfertigen versucht. So hellhörig jede Befürchtung einer zukünftigen Katastrophe machen muss, so sehr birgt andererseits deren inflationäres und ungedecktes Beschwören die Gefahr eines ungerechtfertigten Konservativismus. Daher lohnt sich eine kurze Untersuchung der Bedingungen echter Dammbruchsrisiken.

In der Medizinethik spielen – wie natürlich in anderen Bereichen angewandter Ethik auch – Folgebewertungen von Einzelhandlungen oder von Verbots- bzw. Zulässigkeitsregeln eine wesentliche Rolle. Um solche Regeln geht es, wenn unter moralischem Gesichtspunkt Neubestimmung oder Reformen eines bestimmten Praxisbereichs zur Diskussion stehen – wie das in der modernen Medizinethik allenthalben der Fall ist. Es geht dann um die Einschätzung möglichen Nutzens und vor allem Schadens, der nicht schon im isolierten Einzelfall realisiert würde, sondern erst als Folge der offenen Legitimierung oder Ausübung einer generellen Handlungspraxis zu erwarten wäre.

Moralisch akzeptable Handlungen auch öffentlich zu legitimieren, ist präsumptiv immer nützlich und richtig. Zum einen wird die tatsächliche Durchführung jener Handlungen begünstigt, zum anderen bewirkt eine öffentliche Doppelmoral unnötige Schuldgefühle für die Betroffenen, mangelnde Transparenz und Kontrollierbarkeit im Handeln und, so lässt sich vermuten, vielleicht auch ein inkohärentes und damit instabiles Moralverständnis. Beweispflichtig ist insofern immer nur die behauptete Schädlichkeit offener Legitimierung. Dabei lassen sich nach der Art ihrer Entstehung zwei Schadenskategorien unterscheiden:

(1) Alle Zulässigkeitsregeln können, trotz Präzision und Geltungskontrolle, in der Praxis missbraucht werden – unabsichtlich, eigennützig oder böswillig. Weiterhin können sie – mit oder ohne Berechtigung – in der Bevölkerung Ängste vor solchem Missbrauch wecken. Man kann solchen direkt durch die Regelung ermöglichten Missbrauch und solche von ihr direkt erweckten Befürchtungen ›sekundären‹ Schaden nennen.
(2) Dezidiert moralische Zulässigkeitsregeln könnten aber auch unbeabsichtigt die moralische Haltung ihrer Adressaten zum Schlechten verändern und auf diesem Weg eine wiederum neue, nun unmoralische Praxis bewirken, die von der ursprünglichen Regelung selbst weder intendiert noch abgedeckt wäre. Solch ›tertiärer‹ Schaden könnte entweder durch normative Fehlsignale der erwogenen Regel eintreten, d. h. durch vermeintlich implizierte Werturteile, oder er könnte ein ungewollter Effekt der sich ›einschleifenden‹ neuen Praxis selbst sein.

Nehmen wir das Beispiel der aktiven Sterbehilfe auf Verlangen, um diese unterschiedlichen Schadenskategorien zu verdeutlichen: Für jemanden, der eine solche Tötungshandlung für moralisch unzulässig hält, realisiert jeder Einzelfall ein Übel, gewissermaßen einen großen primären Schaden. Die Freigabe der aktiven ärztlichen Sterbehilfe auf Verlangen würde also, je nachdem wie häufig von dieser Möglichkeit Ge-

brauch gemacht würde, eine entsprechend große Summe pri-
märer Schäden verursachen. Wer hingegen die Einzelhand-
lung selbst für zulässig oder wünschenswert hält, muss dennoch
bedenken, ob eine Erlaubnisregel in der Realität so gegen
Missbrauch ›abgedichtet‹ werden kann, dass nicht Befürworter
inakzeptabler Modi der Sterbehilfe (z. B. ohne oder gegen das
Patientenverlangen) solche nun ungeahndet ausführen könnten. Schon die bloße Befürchtung dieser Möglichkeit könnte
die Öffentlichkeit ernsthaft in Angst und Misstrauen gegenüber Ärzten stürzen. Die Wahrscheinlichkeit solcher sekundärer Schäden hinge davon ab, wie gut sich die Freiwilligkeit von
Sterbegesuchen kontrollieren lässt, wie viele missbrauchswilli-
ge Ärzte es gibt und wie die Öffentlichkeit diese beiden Gefahren einschätzt. Tertiäre Schäden schließlich müssten dann
befürchtet werden, wenn die Regelung – wegen involvierter
begrifflicher Vagheit oder Unstimmigkeit – als Erlaubnis auch
für nicht erbetene Sterbehilfe missverstanden und am Ende
akzeptiert werden könnte, oder auch dann, wenn bereits die
Erfahrung praktizierter aktiver Sterbehilfe auf Verlangen bei
Ärzten oder Öffentlichkeit den Respekt vor dem Lebensschutz allgemein und folgenreich schwächte.

Dammbruch- oder Schiefe-Ebene-Argumente[38] (*slippery
slope arguments*), wie sie in Medizinethikdebatten häufig vorgebracht werden, sind immer Prophezeiungen tertiärer Schäden.
Je nachdem, welcher der beiden aufgezeigten Entstehungsme-
chanismen befürchtet wird, handelt es sich nach üblich gewordener Diktion um ein ›logisches‹ oder aber um ein ›psychoso-

---

38 Man gewinnt den Eindruck, dass die philosophische Aufmerksamkeit auf diesen Argumenttyp erst durch die moderne Medizinethik geweckt worden ist. Ausführliche Analyse und kritische
Bewertung unterschiedlicher Dammbruchsvarianten (insbes. im
Kontext der aktuellen Diskussion von Sterbehilfe und Abtreibung) bei GUCKES (152). Vgl. auch HEGSELMANN (155), LAMB
(165).

ziales<[39] Dammbruchargument (vgl. WOLF (198)). Diese gängige Unterscheidung suggeriert allerdings ein höheres Maß an Trennschärfe, als mir tatsächlich zu bestehen scheint: Die logische Variante gibt für die Katastrophenbahnung einen spezifischen Auslösemechanismus an: nämlich begriffliche Ungenauigkeit o. Ä. Die psychosoziale Variante bleibt die unspezifische Bezeichnung für Katastrophenbahnung aus allen nicht-begrifflichen Gründen, wie z. B. einer psychischen ›Desensibilisierung‹. Es liegt nahe, Fälle, die in beide Kategorien passen, für möglich zu halten.

Genauer besehen darf nicht jede Befürchtung tertiären Schadens schon Dammbruchargument genannt werden. Neben der Unschuldigkeit des Anfanges[40] müssen vielmehr, wie es die einschüchternde Metapher zum Ausdruck bringt, zusätzlich Unaufhaltsamkeit und lawinenartige Vergrößerung des Schadens bei einmal ›gebrochenem Damm‹ angenommen werden – zwei Bedingungen, welche die Beweislast für die Prognose eines Dammbruchs deutlich erhöhen.

Als Dammbrüche werden in der Medizinethik besonders häufig folgende Ausweitungen prognostiziert oder befürchtet:

39 Häufig wird stattdessen auch von empirischen Dammbrüchen geredet – was insofern irreführend ist, als beide Varianten vor einem empirischen zukünftigen Geschehen warnen. Diese Terminologie sollte daher vermieden werden. Allerdings besteht der epistemische Unterschied, dass psychosoziale Dammbrüche allein mit empirischen Daten, logische Dammbrüche dagegen auch, aber eben nicht allein, mit Hinweis auf begriffliche Vagheit oder Inkonsistenz gestützt werden müssen: Nur wenn diese Vagheit zu einer Änderung im praktischen Handeln führt, wird der befürchtete Schaden realisiert.

40 Bereits an diesem Punkt sind die vorgetragenen Dammbruchargumente oft unrein, werden auf eine moralische Ablehnung schon des isolierten Anfangs noch aufgepfropft.

(a) von freiwilliger auf unfreiwillige Sterbehilfe (vgl. DÖRNER (60), KINSAUER MANIFEST (159), LAMB (165), SPAE-MANN (189), ambivalent: BEAUCHAMP/ CHILDRESS (15)),

(b) von Abtreibung auf Früheuthanasie und weitere Fälle nicht erbetener Sterbehilfe (vgl. die Beiträge in CHRISTOPH/ILLI-GER (137)),

(c) von Pränataldiagnostik, Präimplantationsdiagnostik oder gar Keimbahntherapie auf eine Diskriminierung Behinderter und/oder eine ›Eugenik von oben‹ (vgl. die Beiträge in CHRISTOPH/ILLIGER (137), KINSAUER MANIFEST (159) sowie die Beiträge in SCHINDELE (182)),

(d) von einer bloßen Diskussion über aktive Sterbehilfe auf ein generelles Infragestellen menschlichen Lebensrechts (vgl. auch hier KINSAUER MANIFEST (159)).

Während sich die letzte ›Prophezeiung‹ klarerweise auf einen ›psychosozialen‹ Dammbruch beziehen muss, ist dessen genauere Spezifizierung häufig schwierig (zu einer Detailanalyse einzelner Argumente und Autoren vgl. v. a. GUCKES (152), Abschnitt II B).

Dammbruchargumente müssen zunächst die Negativität der befürchteten Schäden auch im Verhältnis zum anderenfalls entgehenden Nutzen annehmen. Und sie müssen sich auf empirische Evidenz für eine inakzeptabel hohe Eintrittswahrscheinlichkeit der von ihnen prognostizierten Schäden stützen können. Beide Forderungen gelten für alle Missbrauchsprognosen. Als Prophezeiungen tertiären Schadens müssen Dammbruchargumente überdies eine gewisse Labilität der öffentlichen Moral annehmen. Und schließlich müssen sie empirische Belege für Unaufhaltbarkeit und Lawinencharakter der einmal gebahnten Katastrophe haben. Dabei gilt, dass umso kleinere Wahrscheinlichkeiten dem Evidenzpostulat genügen können, je entsetzlicher das Endszenario wäre. Dennoch bleibt die Beweislast wegen ihrer außerordentlichen Komplexität hoch. Daran gemessen erscheinen Dammbruchargumente, mögen sie auch im Prinzip noch so wichtig und subjektiv noch so berechtigt erscheinen, oft als *ad hoc*, irrational oder sogar vorgeschoben.

Angesichts der Kontrafaktizität von Dammbrüchen lassen sich andererseits deren Eintrittswahrscheinlichkeiten überhaupt nur dadurch beweisen, dass entweder die befürchteten Kausalmechanismen als im Kleinen schon vorkommend bewiesen werden oder indem auf Dammbrüche hingewiesen wird, die entsprechend dem prophezeiten Muster tatsächlich erfolgt sind. Eine Strategie der letztgenannten Art ist das Argument der Nazi-Analogie, das sich vor allem gegen die Freigabe aktiver Sterbehilfe auf Verlangen richtet. Dabei wird behauptet, die mörderischen Gräueltaten unter den Nationalsozialisten seien dadurch möglich geworden, dass mit der anfänglich propagierten Mitleidstötung Sterbender auf Verlangen (man denke an den Propagandafilm „Ich klage an"[41]) die Schleusen des strikten Respekts vor menschlichem Leben gebrochen worden seien. Genau dies drohe sich im Falle der Zulassung oder auch nur der bloßen Diskussion aktiver Sterbehilfe auf Verlangen zu wiederholen.[42]

Dem lässt sich leicht entgegenhalten, dass zumindest bei den verantwortlichen Nationalsozialisten von einem unschuldigen Beginn und anschließendem Abrutschen in die menschenverachtende Katastrophe nicht die Rede sein kann, diese vielmehr von Anfang an beabsichtigt gewesen ist. Wie aber steht es um die damalige mörderische Duldungs- und Mitmachbereit-

41 Dieser Film wurde 1941 uraufgeführt und von den Nationalsozialisten bewusst als subtile ›Werbung‹ für die T4-Massenmorde an angeblich ›lebensunwertem Leben‹ konzipiert und gedreht. Erzählt wird die Geschichte einer unheilbar erkrankten Frau, die von ihrem Mediziner-Ehemann auf ihr ausdrückliches Verlangen hin getötet wird.

42 Vgl. Dörner (60), Kinsauer Manifest (159), Spaemann (189), S. 144; kritisch hingegen Beauchamp/Childress (15), S. 231 f., Guckes (152), S. 228 ff., Wikler/Barondess (94), Wolf (198).

schaft weiter Teile der Bevölkerung? Die Nazi-Analogie behauptet hier einen kausalen und von den Nationalsozialisten absichtlich ausgelösten Zusammenhang mit der anfänglich forcierten öffentlichen Akzeptanz der Tötung leidender Todkranker auf deren Verlangen hin. Diese Argumentation erscheint wenig plausibel. Denn selbst wenn ein solcher (schwer zu beweisender) Zusammenhang bestünde, ist doch eine Reihe weiterer Voraussetzungen (fehlender moralischer Respekt vor dem Wohlergehen und der Selbstbestimmung anderer, Verantwortungslosigkeit, Feigheit, Obrigkeitshörigkeit u. a.) für das Umsichgreifen mörderischer Menschenverachtung notwendig gewesen. Auf die Vermeidung dieser Voraussetzungen könnte es viel entscheidender ankommen als auf ein absolut strikt aufrechterhaltenes Tötungsverbot.

Vor diesem Diskussionshintergrund wird die rechtliche Freigabe der Tötung Todkranker auf Verlangen, wie sie seit einiger Zeit in den Niederlanden und vor kurzem auch in Belgien erfolgt ist, für die eine Seite zu einem beängstigenden, für die andere Seite zu einem moralische Entlastung versprechenden ›Sozialexperiment‹.

4 Zum ärztlichen Umgang mit Kranken (und Gesunden)

In diesem und den folgenden Abschnitten sollen kontroverse Themenkomplexe der gegenwärtigen Medizinethik in einer Weise knapp besprochen werden, die ihre Rückbindung an die bisher erörterten Grundfragen sichtbar macht.

4.1 Das Arzt-Patienten-Verhältnis

Das Arzt-Patienten-Verhältnis ist eines der klassischen Themen der Medizinethik, bei dem es zunächst weniger um spezifische Verbote oder Verpflichtungen eines Arztes in brisanten Einzelfragen geht als um grundlegende Weichenstellungen bezüglich der Paternalismusfrage, der Reichweite ärztlicher Fürsorgepflicht und der moralischen Ermessensspielräume von Ärzten. Angesichts der großen Bedeutung, welche die moderne Medizin im Leben vieler Menschen hat oder haben kann, steht hinter dem Verständnis der Arzt- und Patientenrolle auch ein wichtiger Aspekt gesellschaftlichen Selbstverständnisses.

In der modernen Diskussion dieses Themas werden oft drei – vermeintlich komplementäre und auf unterschiedliche Situationen bezogene – Modelle des Arzt-Patienten-Verhältnisses unterschieden: (a) das hippokratische, (b) das Vertrags- und (c) das Partnerschaftsmodell (vgl. WOLFF (242), etwas anders EMANUEL / EMANUEL (211)). In Modell (a) übernimmt ein aufopferungsbereiter Arzt die Verantwortung und den Entscheidungsprimat im Dienst des Patientenwohls. In Modell (b) erwartet der Patient vom Arzt nicht mehr und nicht weniger als kompetente fachliche Dienstleistungen. In Modell (c) schließlich rückt der Arzt wieder näher an den Patienten heran, indem er als beratender Experte eine Mitverantwortung für möglichst angemessene Patientenentscheidungen trägt. Unbestreitbar sind das so beschriebene hippokratische Modell in einer akuten Notfallsituation und das Vertragsmodell bei einer umschriebenen High-Tech-Zusatzuntersuchung angebracht. Umstritten ist hingegen die Wahl des angemessenen Modells bei eingreifenden medizinischen Entscheidungen für einen urteilsfähigen Patienten. Erst hier kommt die Paternalismus-Debatte ins Spiel, unterscheiden sich die Arzt- und Patientenbilder der unterschiedlichen Modelle (vgl. Abschn. 3.2). Eines von ihnen zu bevorzugen, verlangt nach einer grundlegenden Analyse der Rechtfertigungsbedingungen medizinischer und insbesondere ärztlicher Ethik.

Die alternativen Positionen auf dieser Ebene sind Vorstellungen vom Patienten als jemandem, der von seinem Arzt vertrauenswürdige Führung oder aber kompetente Faktenanalyse oder aber einfühlsames Miteinanderentscheiden wünscht und braucht (vgl. DICHGANS (140) *versus* ENGELHARDT (62), Kap. 5 *versus* KATZ (220), Kap. 8). Gemäß ihrer eigenen Wahrnehmung, Erfahrung und Wertung vertreten Ärzte selber das eine oder das andere.

Aus liberaler Sicht ist dabei entscheidend, dass nur Konzept (c) Raum für unterschiedliche Patientenbedürfnisse und -präferenzen bietet. Sollte der Patient das so wünschen, kann auch hier sein Arzt anstehende Entscheidungen nach bestem eigenen Dafürhalten treffen oder sich aufs nüchterne Konstatieren von Fakten beschränken. Aber dieser Arzt legt sich gerade nicht bereits kraft seines Rollenverständnisses auf das eine oder andere fest. Wenn man – wie es für eine säkulare Gesellschaft mit öffentlicher Finanzierung der Krankenversorgung angemessen scheint – die Normierung ärztlichen Verhaltens der Gemeinschaft aktueller und potentieller Patienten überantwortet, die schließlich für die Ausbildung und den Unterhalt ihrer Ärzte viel Geld bezahlt, so lässt sich Arztmoral als Teil eines ungeschriebenen Vertrages für den je persönlichen Eventualfall verstehen: Die Gesellschaft finanziert ihre Ärzte und bildet sie im Vertrauen darauf aus, dass diese den medizinischtechnischen, sozialen und auch normativen Erwartungen der Gesellschaft entsprechen werden. So sehr ein Arzt als Person das Recht auf eigene Gewissensentscheidungen hat, so sehr bleibt er dennoch verpflichtet, seinen Patienten gegenüber ein Abweichen von präsumptiv geltenden Normen anzugeben und ihnen damit einen Arztwechsel freizustellen. Bei eindeutig geltenden Normierungen scheint das (auch rechtlich) klar: Ein Arzt, der sich z. B. weigert, eine rechtmäßige Abtreibung vorzunehmen, muss das frühzeitig zu erkennen geben und darf nichts tun, um den Eingriff zu vereiteln oder zu verzögern. Hingegen laden weniger eindeutige und weniger überprüfbare Normierungen zum Ausschöpfen von Interpretationsspielräumen bzw. zu ärztlicher Sondermoral ein, wie sie aus Patientensicht nicht wünschenswert sind.

Zunächst einmal und noch bevor es um die Paternalismusfrage geht, spielen bestimmte ärztliche Grundhaltungen oder Tugenden eine wichtige Rolle für das ärztliche Auftreten und Selbstverständnis – Tugenden, die aus dem Blickfeld der modernen Medizinethik leicht herausgeraten. Die Bedeutung von Ehrlichkeit – wenn man von den Spezialproblemen des angemessenen Aufklärungsumfangs und der Urteilsfähigkeit von Patienten einmal absieht –, von Verantwortlichkeit, Verschwiegenheit und einfühlsamer Hinwendung als Bestandteilen ärztlicher und pflegerischer Humanität sind von grundlegender und eigentlich unumstrittener Wichtigkeit. Das antipaternalistische Ethos der modernen Medizinethik würde missverstanden, wollte man ihm unterstellen, diese Tugenden gering zu schätzen und Ärzte – jedenfalls außerhalb von umschriebenen Spezialleistungen – zu bloßen Faktenlieferanten machen zu wollen. In dieser Hinsicht sind die Fixierung der Medizinethik auf praktisch kritische und theoretisch interessante Grenzsituationen sowie die damit einhergehenden moralischen Polarisierungen gefährlich. Wichtiger noch als angemessene Normierungen in solchen Grenzfragen – ja eigentlich deren Voraussetzung – sind die Erhaltung und Förderung von

Vertrauen und Menschlichkeit im Verhältnis eines Kranken zu denjenigen, die ihn medizinisch versorgen. In modernen Großkliniken mit ihrer Bürokratisierung, arbeitsteiligen Spezialisierung und Anonymisierung und angesichts der nicht seltenen Verschränkung von Forschungs-, Finanz- und Karriereinteressen mit der ›eigentlichen‹ Arztrolle sind diese Werte jedoch so schwer zu realisieren, dass die Medizinethik gut daran täte, sich ihrer deutlicher anzunehmen. Es ist insbesondere der ›klinischen‹ und der feministischen Medizinethik zu verdanken, dass wir über die primären medizinischen Leidenskategorien hinaus auch andere Belastungen mit in den Blick nehmen: etwa Angst und Entfremdung, Hilflosigkeit, Kontrollverlust und Misstrauen, die das Wohlbefinden von Patienten ganz erheblich beeinträchtigen können und sich häufig vermeiden lassen (vgl. dazu Abschn. 1.3 sowie die Beiträge in HOLMES/ PURDY (34), PELLEGRINO/THOMASMA (177)). Unter dem Etikett *professionalism* versammeln sich in den letzten Jahren Stimmen und Kräfte, welche auch die Stärkung moralischer Tugenden in den Lernzielkatalog der Medizinerausbildung aufnehmen wollen (vgl. COULEHAN/WILLIAMS (206), WEAR (240)). So wünschenswert dieses Unterfangen ist, besteht doch eine gewisse Gefahr, diese Tugenden gleichsam unter der Hand auf bestimmte ethische Positionen hin zu interpretieren – gegenwärtig geschieht dies wohl am ehesten auf eine neokonservative Weise (MILES (225)).

4.2 *Aufklärung und Einwilligung*

Die praktische Umsetzung der rechtlichen und moralischen Forderung nach autonomen Patientenentscheidungen über ihre medizinische Behandlung (*informed consent*) erfordert eine Reihe begrifflicher Klärungen und normativer Festsetzungen, die in den USA wie in Deutschland einerseits durch die Rechtsprechung, andererseits durch intraprofessionelle und institutionelle Richtlinien und Empfehlungen vorgenommen

werden (vgl. Abschn. 1.2 und 3.1 sowie LAUFS (166), S. 86 ff.,
BUNDESÄRZTEKAMMER (205)). Dabei stellen die Rechtsdoktri-
nen die Aufklärungsverpflichtung eindeutig in den Dienst der
selbstbestimmten Patientenentscheidung für oder gegen die
Durchführung medizinischer Maßnahmen. Die geltenden
Empfehlungen der Bundesärztekammer von 1990 formulieren
als Aufklärungsziel eine »auch aus ärztlicher Sicht vernünftige«
Patientenentscheidung, betonen aber die grundsätzliche Ge-
bundenheit des Arztes auch an unvernünftige Entscheidungen
(S. 940). Dennoch scheint die Zielsetzung nicht weniger Ärzte
– insbesondere amerikanischen Studien zufolge – immer noch
vor allem in bloßer Unterrichtung eines Patienten statt in
der Herstellung einer echten und tragfähigen Entscheidungs-
grundlage zu liegen.

Die beiden Grundvoraussetzungen für Entscheidungsautonomie – kognitive und emotionale Entscheidungskompetenz
beim Patienten einmal vorausgesetzt – sind einerseits ein ausreichendes Verstehen und andererseits Freiheit von steuernden
Außeneinflüssen (vgl. Abschn. 3.1). Entsprechend liegen die
theoretischen und praktischen Probleme vor allem in der Kon-
zeption und Beachtung von Kriterien dafür, dass ein Patient
wirklich gut genug begreift, worum es geht, und dass er in seiner Entscheidung nicht durch andere manipuliert oder unter
Druck gesetzt wird. Die am besten ausgearbeiteten theoretischen Konzepte plädieren dafür, dem Patienten jeweils eine
Art ›Grundaufklärung‹ zu geben und über diese dann in ein zu
Nachfragen einladendes, auf individuelle Bedürfnisse einge-
hendes Gespräch mit dem Patienten einzutreten (vgl. FADEN/
BEAUCHAMP (63), Kap. 9–10, WEAR (196), Part II). In dessen
Verlauf sollte ein gemeinsames Verständnis dessen erzielt werden, worum es in der konkreten Entscheidungssituation für
den konkreten Patienten geht. Hierhin gehört auch eine hinreichende Verständigung darüber, was die probabilistischen
oder gänzlich unsicheren prognostischen Aussagen, Angaben
über Nebenwirkungshäufigkeiten usw. für den Einzelfall be-

deuten und nicht bedeuten. Bereits diese knappen Überlegungen machen deutlich, wie wenig das Ziel hinreichend autonomer Patientenentscheidungen durch eine Aufklärung nach schematischen Formularen erreicht werden kann, die sich im Zuge der Verrechtlichung der Aufklärungsnormen zunächst rasch etabliert hatten.[1] Maßstab für den angemessenen inhaltlichen Umfang der Aufklärung ist unstrittig der ›subjektive Standard‹, also der Wissensbedarf des individuellen Patienten. Allerdings bestimmen ein Üblichkeits- oder ein Vernunftstandard natürlich die als Einstieg dienende Grundaufklärung. Ohne Zweifel ist die Gefahr groß, dass Ärzte und auch Angehörige – mit bester Absicht und oft ohne es zu merken – die Entscheidungen von Patienten unzulässig beeinflussen. Das Kontinuum möglicher Einflussnahme reicht von zulässiger, ja unter Umständen moralisch richtiger Überredung über verschiedene Arten der nicht immer unzulässigen Manipulation bis zu echtem Zwang. Nach der Analyse von Faden und Beauchamp besteht Überredung im argumentierenden Anführen von vermeintlich ernsthaften Gründen, sich so oder so zu entscheiden, die der Patient, im Falle glückender Überredung, für hinreichend gut hält. Manipulation hingegen kann im Ausnutzen psychischer Schwächen des Patienten oder der eigenen Autorität bestehen, in einer gezielt von der Wahrheit abweichenden Aufklärung oder im manipulierenden Darstellen der Behandlungsoptionen. Zwang schließlich wird dann ausgeübt, wenn dem Patienten dafür, dass er sich so oder so entscheidet, subjektiv unwiderstehliche Anreize oder aber Bestrafungen in Aussicht gestellt werden (FADEN/BEAUCHAMP (63), Kap. 10).

---

1 Vgl. die Kritik bei LAUFS (166), S. 95 f. Nach deutscher Rechtsprechung gilt eindeutig, dass die Patientenaufklärung nicht ausschließlich mit Hilfe von Formularen, Filmen etc. erfolgen darf, sondern zumindest um ein mündliches individuelles Gespräch mit dem behandelnden Arzt oder einem autorisierten Stellvertreter ergänzt werden muss.

Auch hinsichtlich der Einflussnahme auf Patientenentscheidungen liegt auf der Hand, wie wenig die Förderung ›echter‹ Patientenautonomie allein durch Rechtsnormen und institutionelle Regelungen gewährleistet werden kann. Sie müsste vielmehr Gegenstand einer reflektierten normativen Ausbildung sein.

Verpflichtungen zur therapieunabhängigen Aufklärung – vor allem über nicht mehr behandelbare tödliche Erkrankungen – sind von der Rechtsdoktrin zum *informed consent* naturgemäß nicht betroffen. Zwar ergeben sie sich als allgemeine Forderungen aus dem ärztlichen Behandlungsvertrag, sind darin aber vergleichsweise wenig präzisiert und sichtbar. Wenn es aber bei der Aufklärung generell nicht nur oder gar nicht um ›bessere‹ medizinische Entscheidungen geht, sondern um Gesamtwohl und Autonomie von Patienten, dann sollte gerade dieser Teil des Aufklärungsangebots von elementarer Bedeutung sein. Denn die Umstände, unter denen jemand sein Leben zu Ende bringt, können ihm fundamental bedeutend sein und vielleicht einen zentralen ›roten Faden‹ seines Lebens fortsetzen, ein wichtiges »wertebezogenes Interesse« berühren (vgl. DWORKIN (142), S. 278 ff.): Jemand mag seine letzten Wochen oder Stunden gefasst, fromm, selbstironisch, unbekümmert, liebend, lachend oder verdrängend zubringen wollen (vgl. NULAND (227)). Ihn dieser Möglichkeit dadurch zu berauben, dass ihm ohne sein Wissen und Wollen der Ernst seines Zustandes verschwiegen wird, ist moralisch eminent begründungsbedürftig. Hier liegt ein Beispiel für drohende ärztliche Sondermoral vor.

Schon aufgrund der bestehenden rechtlichen Aufklärungspflichten können sich Patienten darauf verlassen, dass Ärzte sie an Therapieentscheidungen beteiligen und ihnen hier generell ›reinen Wein einschenken‹. Wo es aber um Aussichten der Lebensqualität und -erwartung geht, richten Ärzte ihr Aufklärungsverhalten z. T. nach tradierten und eigenen Pauschalvorstellungen von den Regressions- und Verdrängungsbedürfnissen ihrer Patienten. Dem Schwerkranken dürfe die brutale Wahrheit nicht zugemutet, die Hoffnung nicht genommen werden, lautet eine noch immer weit verbreitete ärztliche Auffassung. Doch recht verstanden, so die Gegenposition, bedeutet eine Verpflichtung zur wahrhaftigen Prognoseaufklärung nach Maßgabe des Patientenwillens natürlich mitnichten, dass Patienten mit unzumutbaren Prognosen unbarmherzig konfrontiert werden müssten. Vielmehr gehe es um ein vorsichtiges, aber ernsthaftes Herantasten an das, was Patienten wissen wollen. Unberechtigte Hoffnungen, etwa auf Heilungschancen oder unrealistische Überlebenszeiten, sollten gewiss nicht geweckt werden, wohl aber die Hoffnung auf verlässliche medizinische und menschliche Zuwendung, auf ein Sterben ohne Schmerzen und Einsamkeit. Patienten, die ihren vermutlich bevorstehenden Tod verdrängen wollen, sollen dies kraft ihres Rechts auf Selbstbestimmung selbstverständlich tun dürfen. Doch scheinen – wenn man den vielfachen episodischen Schilderungen aufklärungsliberaler Ärzte Glauben schenkt – wahrhaftige Aufklärungsandeutungen und -angebote die Möglichkeit des Verdrängen-Könnens nicht zu beeinträchtigen. Verdrängungswillige Patienten können sich offenbar auch über Alarmzeichen und negative Andeutungen in der Aufklärung erfolgreich ›hinwegsetzen‹.

Ein weiteres, von Ärzten häufig zu hörendes Argument gegen die genauere, insbesondere quantifizierte Mitteilung ungünstiger Prognosen ist deren bloß probabilistische Natur, die für den Einzelfall nichts bedeute bzw. von Patienten regelmäßig falsch verstanden werde (kritisch: KATZ (220), S. 222 ff.). Dem ist zu entgegnen, dass Ärzte über eben diese Schwierigkeiten mit ihren Patienten sprechen sollten. Erstens sollte es ein Grundprinzip der Medizin sein, dass niemand über patientenrelevantes Wissen verfügen darf, welches nicht dem Betroffenen selbst zugänglich gemacht wird. Zweitens können probabilistische Daten – insbesondere wenn sie über persönliche Einzelerfahrungen des Arztes hinausgehend aus der kollektiven Erfahrung der medizinischen *scientific community* stammen – dem betroffenen und gut unterrichteten Einzelnen sehr wohl als Basis rationaler Entscheidungen dienen, so wie dies auch in vielen anderen Lebenszusammenhängen zutrifft.

Über Wünsche, Bedürfnisse, Zufriedenheit und Enttäuschung von Patienten im Zusammenhang mit ihrer Aufklärung über eine unheilbare Erkrankung liegen vergleichsweise wenig belastbare Daten vor. Insgesamt aber zeichnet sich ein Bild ab, dem zufolge todgeweihte Patienten mehr ahnen, mehr wissen wollen und infolge einer wahrhaftigen Aufklärung weniger leiden als viele ihrer Ärzte unterstellen (vgl. ELGER (209), FADEN/BEAUCHAMP (63), S. 98 ff., RASPE (231), S. 61 ff., WEAR (196), S. 244 f., ZIELINSKI (244)).

Nicht zuletzt kann offenbar das ärztliche Vorenthalten von prognostischen Informationen leicht dazu führen, dass Patienten sich alleingelassen fühlen (KATZ (220), Kap. 8; vgl. auch ELIAS (210) und GLASER/STRAUSS (215)). Indem sie intuitiv eine viel realistischere Einschätzung ihres unheilbaren Zustandes haben mögen als jenes vorgeblich hoffnungsvolle ärztliche Bild suggeriert, werden sie misstrauisch, wagen nicht nachzufragen und müssen so am Ende nicht nur eine tödliche Erkrankung ertragen, sondern werden mit ihrer Angst auch noch vollkommen alleingelassen.

4.3 Prädiktive Genetik

Die vollständige ›Entzifferung‹ des menschlichen Genoms im Jahr 2001 hat zwar zunächst nur die Sequenzen der molekularen ›Buchstaben‹ und noch nicht die funktionelle Bedeutung der Gene erhellt, doch werden auch in dieser zweiten Hinsicht rapide Fortschritte gemacht. Für mehrere hundert monogenetisch bedingte Krankheiten, die überwiegend selten vorkommen, kann man inzwischen die kausal wirksame genetische Veränderung diagnostizieren. Und für zunehmend viele multifaktorielle Leiden kennt man erbliche Dispositionen und hofft – über groß angelegte genetisch-epidemiologische Forschung – bald das Zusammenwirken dieser Veranlagungen mit Umweltfaktoren verstehen und therapeutisch beeinflussen zu lernen. Gegenwärtig wird jedoch die Schere zwischen der Vielzahl genetisch (mit)bedingter Krankheiten, die vorhersagbar sind, und dem marginalen Anteil derer, die sich vermeiden oder kurieren lassen, immer größer. Zusätzlich problematisch wird diese Lage dadurch, dass die genetisch basierte Krankheitsvorhersage nur in einer Minderheit der Fälle (einem Teil der monogenetisch bedingten Krankheiten) Aussagen über einen für die nähere oder fernere Zukunft *sicher* erwartbaren Krankheitsausbruch machen kann, in allen anderen aber lediglich probabilistische Aussagen liefert.

So ist die prädiktive Genetik gegenwärtig ein ›zweischneidiges Schwert‹, indem sie einerseits dazu dienen kann, befürchtete genetische Risiken auszuschließen oder Personen mit diagnostizierten Krankheitsdispositionen zu Präventionsmaßnahmen bzw. zu einer bewussteren Lebensplanung zu veranlassen. Andererseits nötigt die zunehmende Verfügbarkeit entsprechender ›Gentests‹ die möglicherweise Betroffenen zu Entscheidungen für oder wider ihre Inanspruchnahme (Stichwort: ›Recht auf Nichtwissen‹; vgl. Abschn. 3.3). Sie kann die erkanntermaßen Betroffenen mit beängstigenden, ja bedrohlichen Zukunftsaussichten bzw. -wahrscheinlichkeiten enorm belasten. Für zuständige Ärzte erwachsen damit neue Herausforderungen, als sach- und gesprächskompetente Berater die Selbstbestimmung ihrer Patienten zu befördern (vgl. BUNDES-ÄRZTEKAMMER (132)).

Hinzu kommen Befürchtungen, dass prädiktive Befunde von interessierten Dritten zum Nachteil der Betroffenen verwendet oder sogar erhoben werden könnten – auf dem Arbeitsmarkt ebenso wie beim Abschluss von Versicherungen (vgl. NATIONALER ETHIKRAT (173) und (175)). Und schließlich lassen die genetischen Daten eines Individuums nicht selten Rückschlüsse auf die entsprechenden Merkmale seiner Verwandten zu, was wiederum auch deren Interessen massiv tangieren kann. Der Nachweis, dass eine Person einen bei ihrer Großmutter mütterlicherseits vorliegenden bekannten Gendefekt geerbt hat, lässt etwa unmittelbar drauf schließen, dass auch die Mutter dieser Person selbst betroffen ist – was sie aber vielleicht gar nicht wissen möchte.

Diese gesamte Problematik ist genau besehen kein Spezifikum der molekulargenetischen Diagnosetechniken, da auch zahlreiche Aspekte der medizinischen Vorgeschichte, klinische oder laborchemische Befunde direkt oder als Hinweise auf bestehende Gendefekte einen (meist probabilistischen) prädiktiven Wert haben. Insofern ist der ›genetische Exzeptionalismus‹ keine überzeugende Position (vgl. Thompson / Chadwick (237)). Doch lässt sich nicht leugnen, dass das Belastungs-, Missbrauchs- und Diskriminierungspotential, das aller prädiktiven Medizin innewohnt (jedenfalls solange die drohenden Erkrankungen nicht vermieden oder geheilt werden können), durch die wachsende Verfügbarkeit molekulargenetischer Tests (die mit der ›Chip-Technik‹ immer pauschaler und preiswerter durchgeführt werden können) eine deutliche quantitative Verstärkung erfährt. So ist es folgerichtig und erforderlich, dass auf unterschiedlichen Ebenen der angemessene Umgang mit diesen neuen Techniken diskutiert und geregelt wird (vgl. beispielhaft Bartram (120), Deutsche Forschungsgemein-schaft (208)). Die Bundesärztekammer hat Richtlinien zu Indikationsstellung, Vor- und Nachberatung und Wahrung des Datenschutzes bei Gentests herausgegeben (Bundesärzte-kammer (132)); der deutsche Gesetzgeber plant bereits seit mehreren Jahren ein Gendiagnostikgesetz, welches die Zulässigkeitsvoraussetzungen von Gentests in Medizin, Forschung, Versicherungs- und Arbeitsleben normieren soll; die deutsche Versicherungswirtschaft hat sich zunächst bis 2011 in einem Moratorium zum vollständigen Ignorieren genetischer Prädiktoren bei der Berechnung von Beitragssätzen oder Prämien selbstverpflichtet; die Europäische Kommission hat umfassende Empfehlungen zur Implementierung von Gentests publiziert (EUROPÄISCHE KOMMISSION (213)). Vor allem aber muss die Bevölkerung im Dienste eines individuell selbstbestimmten Umgangs mit der prädiktiven Genetik über deren Vorteile, Schattenseiten und Begrenzungen umfassend, schon mit Beginn in den Schulen, unterrichtet werden. Ein von vielen geforderter und auch vom Gesetzgeber vorgesehener Arztvorbehalt für genetische Tests soll die wünschenswerte Qualität von Indikationsstellung, Beratung und Testung gewährleisten, wird sich aber in Zeiten wachsender Internetvertreibung dieser Verfahren wohl kaum realisieren lassen.

4.4 Enhancement

Ein vergleichsweise neuer Gegenstand medizinethischer Behandlung ist das *Enhancement*, verstanden als der Einsatz pharmakologischer, chirurgischer oder biotechnischer Eingriffe zur Verschönerung, Verbesserung oder Leistungssteigerung bei Gesunden – also jenseits von Krankheitslinderung, -heilung oder -prävention. Auch wenn *Ziele* dieser Art mit heterogenen Mitteln seit Jahrtausenden verfolgt werden und von der Vergrößerung der Pupillen durch Tollkirschen über *mind jogging* bis zur Verbesserung der Introspektion (durch Psychoanalyse) reichen, sind es doch erst die in Aussicht stehenden biomedizinischen Mittel, welche die Enhancement-Problematik in die öffentliche und medizinethische Aufmerksamkeit haben rücken lassen. Viele der Interventionen nämlich, die in der medizinischen Forschung ursprünglich zu therapeutischen Zwecken entwickelt wurden, haben sich sekundär als potentielle Enhancement-Maßnahmen entpuppt. Zwar sind Wirksamkeit, Zielgenauigkeit, Nachhaltigkeit und Risikoarmut solcher Interventionen bei Gesunden bisher keineswegs erwiesen (vgl. SCHLEIM/WALTER (232)). Doch bereits jetzt läuft der Einsatz auf Hochtouren: Nicht nur Schönheitschirurgie und Sport-Doping, sondern auch Anti-aging-Maßnahmen und

Neuro-Enhancer werden offenbar von zunehmend vielen benutzt – ohne dass diese Mittel dafür zugelassen wären. So schlucken mit hohen Dunkelziffern Abertausende von gesunden ›Patienten‹ schon jetzt Medikamente zur Steigerung der Aufmerksamkeit oder des Gedächtnisses, zur Stimmungsaufhellung oder zur Senkung des Schlafbedarfs.

Mit Bezug auf alle derartigen Interventionen stellen sich ethische ›Neulandfragen‹, die über die herkömmlichen Debatten über Ziele und Werte der Medizin und die diesbezüglichen Verpflichtungen von Ärzten, Krankenhäusern und Gesellschaft weit hinausreichen (vgl. MURRAY (226)). Anders als beim Sport-Doping, das schon durch seine Schädlichkeit und seinen meist fremdbestimmten und betrügerischen Einsatz ethisch hochproblematisch ist, stellen sich für das hypothetisch risikofreie und selbstbestimmt-offen eingesetzte Enhancement zahlreiche neue und herausfordernde Fragen:[2]

(1) Was ist dem Einzelnen zuträglich?
(2) Wie verändert sich eine Gesellschaft, in der dieses oder jenes Enhancement praktiziert wird?
(3) Wieviel Enhancement-Freiheit darf, sollte oder muss man den Bürgern einräumen?

Auch wenn manches Argument aus der älteren Debatte über Keimbahn-Enhancement, also die (hypothetische) Verbesserung der Nachkommen durch eine Manipulation im Erbgut, auf die neuen Möglichkeiten übertragen werden kann, stehen beim genetischen Enhancement doch vor allem Fremdbestimmung und die über Generationen laufende Irreversibilität dieser Eingriffe im Vordergrund (vgl. HABERMAS (217); positiver: GLOVER (216)). Beides entfällt im Fall des Selbst-Enhance-

2   Überblick und Einstieg in diese noch nicht sehr ausgereifte Debatte findet man bei: ACH/POLLMANN (202), FUCHS (214), KRAMER (221), LENK (222), MERKEL (224), MURRAY (226), PARENS (228) und PRESIDENT'S COUNCIL ON BIOETHICS (230).

ments einwilligungsfähiger Erwachsener. Somit rücken für den Bereich des psychologischen, kognitiven, gerontologischen oder kosmetischen Selbstverbesserns tatsächlich neuartige ethische Argumente in den Vordergrund. Unter der hypothetischen Vorannahme erwiesener Wirksamkeit und Sicherheit verweisen Anti-Enhancement-Argumente auf je unterschiedlicher Konstellation:

(a) auf den Wert der naturbelassenen menschlichen Ausstattung (vgl. Abschn. 3.5),
(b) auf die Fragwürdigkeit technischer Abkürzungen anstelle mühsam erarbeiteter Wege,
(c) auf die Verletzung der psychischen oder körperlichen Authentizität,
(d) auf die fatalen Erwartungsspiralen hinsichtlich der Leistungsfähigkeit, Schönheit oder Belastbarkeit von Partnern, Arbeitnehmern oder Politikern,
(e) auf den damit zusammenhängenden Konformitätsdruck in Richtung einer Enhancement-Inanspruchnahme,
(f) auf die Gefahr einer Fehlbehandlung sozialer Probleme durch ›technische Anpassung‹ der Individuen,
(g) auf Fragen der Zugangsgerechtigkeit.[3]

Zugunsten eines freien Umgangs mit Enhancement-Möglichkeiten sprächen hingegen neben der möglichen Implausibilität der voranstehenden Argumente:

(a) die Chancen höheren individuellen Lebensglücks,
(b) größere soziale Leistungsfähigkeit,
(c) ein Anrecht des Einzelnen auf Selbstbestimmung auch in diesen Fragen,
(d) die ›Unfairness‹, mit welcher die genetischen Veranlagungen und sozialen Prägungen verteilt seien, von denen die

---

3 Vgl. zu den verschiedenen Punkten: Murray (226), Parens (228), President's Council on Bioethics (230).

Fähigkeiten und Leistungen des Einzelnen abhängen (vgl. zum letztgenannten Aspekt besonders BUCHANAN *et al.* (204), sonst: DEGRAZIA (207), MURRAY (226), MERKEL (224), SCHÖNE-SEIFERT (234)).

Für Ärzte, deren herkömmliches Ethos sie auf die Vermeidung oder Heilung von Krankheiten, Linderung von Leid und Befreiung von Schmerzen verpflichtet, stellt der Bereich des Enhancement fraglos eine nicht unproblematische Erweiterung ihres potentiellen Tätigkeitsbereichs dar. Diesen ganzen Bereich allein damit für unzulässig zu erklären, dass er die bisherigen professionellen Pflichten übersteige, greift allerdings insofern zu kurz, als ärztliche Aufgaben und Verantwortung sich ja durchaus verschieben könnten bzw. neue Aufgaben einen neuen Berufszweig entstehen lassen könnten (s. Abschn. 3.5 und SCHÖNE-SEIFERT (233)). Die tatsächlichen und möglichen Nutzer einer ›Verbesserungs-Medizin‹ jedenfalls müssen ein großes Interesse an einer kompetenten professionellen Beratung und Überwachung haben, um die Risiken solcher Maßnahmen möglichst gering zu halten. Die viel beschworene Grenze zwischen Therapie und Enhancement (vgl. LENK (222)) kann, scheint mir, als solche die Unterscheidung zwischen dem ethisch Zulässigen und Unzulässigen nicht markieren, sondern verweist ihrerseits auf die voranstehenden Überlegungen und Argumente, mit denen sich die Medizinethik künftig genauer wird auseinandersetzen müssen.

4.5 Humanexperimente

Die medizinische Forschungstätigkeit, die seit mehr als 100 Jahren das Selbstverständnis der westlichen ›Schulmedizin‹ wesentlich bestimmt, hat in den vergangenen zwei Jahrzehnten einen geradezu gigantischen Umfang angenommen und immense Kosten verursacht. Der stete Kenntniszuwachs über Krankheitsverursachung und -linderung stellt immer neue

Behandlungsmöglichkeiten in Aussicht, die regelhaft zunächst *in vitro*, dann an Tieren und schließlich an kranken und gesunden Menschen auf ihre Wirksamkeit und Nebenwirkungen hin ausprobiert und bewertet werden.

Missbräuchliche Humanexperimente, wie sie in entsetzlichster Grausamkeit unter den Nationalsozialisten – aber keineswegs nur unter diesen – durchgeführt wurden, gaben Anlass zu forschungsethischen Reglementierungen auf nationaler und internationaler Ebene (vgl. KATZ (219) sowie Abschn. 1.2). Zu diesen Reglementierungen gehören etwa der „Nürnberger Kodex" von 1947, die 1964 verabschiedete (seither mehrfach abgeänderte) „Deklaration von Helsinki" des Weltärztebundes, das „Deutsche Arzneimittelgesetz" seit 1976 oder das 1996 vorgelegte, umstrittene europäische „Menschenrechtsübereinkommen zur Biomedizin" (vgl. BOCKENHEIMER-LUCIUS (203), TAUPITZ (236)). Sie alle stimmen in zwei grundsätzlichen Forderungen überein: Forschungsvorhaben müssen ein akzeptables Nutzen-Risiko-Verhältnis aufweisen und dürfen selbst dann nur bei ausdrücklicher Zustimmung des informierten Probanden oder unter Umständen (s. unten) seines legitimierten Stellvertreters erfolgen. Dabei soll die Zustimmungsforderung als notwendige, aber auch ihrerseits nicht hinreichende Bedingung wiederum zweierlei garantieren: (1.) Die Risiken von Misserfolgen und Nebenwirkungen sollen nicht nur ›objektiv‹ aus der Sicht Dritter akzeptabel sein, sondern auch ›subjektiv‹ aus der Sicht des Probanden. (2.) Das Selbstbestimmungsrecht des Probanden (bzw. ggf. seines Stellvertreters) soll respektiert werden, so dass dieser seine Teilnahme an einem Experiment auch dann jederzeit verweigern kann, wenn die Nutzen-Risiko-Bilanz deutlich positiv ist.

Ethikkommissionen, die zunächst in den 1960er Jahren in den USA eingesetzt wurden und inzwischen überall in der westlichen Welt zur Vorab-Beurteilung von Humanexperimenten arbeiten, sollen also einerseits für eine ›objektiv‹ akzeptable Nutzen-Risiko-Bilanz der von ihnen befürworteten

Forschungsvorhaben einstehen und andererseits begutachten, ob eine hinreichende Aufklärung des Probanden über Zweck und Methode, Chancen, Risiken und Versicherungsschutz vorgesehen ist (vgl. TOELLNER (238), VAN DEN DAELE/ MÜLLER-SALOMON (239), WIESING (241)). In Deutschland sind solche Ethikkommissionen seit den 1970er Jahren bei den Landesärztekammern und Universitäten etabliert, längst auch rechtlich verankert und dienen als Beratungs-, Schutz- und seit der Novelle des Arzneimittelgesetzes von 2004 auch als Genehmigungsbehörde. Dabei sollen Probanden nach vorherrschender Meinung auch über bestehende oder latente Interessenskonflikte der Ärzte, Forscher und beteiligten Institutionen aufgeklärt werden müssen (vgl. EMANUEL/ STEINER (212)).

Offensichtlich sind es genau solche Interessenkonflikte, die die Möglichkeit einer Verletzung von Patienteninteressen in sich bergen und daher eine Form der externen moralischen Kontrolle wünschenswert werden lassen. Insbesondere bei therapeutischer Forschung oder Heil-Versuchen, d. h. solchen Experimenten, die einen Nutzen für den betroffenen Patienten-Probanden selbst erhoffen lassen, sind die behandelnden Ärzte oft zugleich auch selbst in der Rolle des Forschers. Dann können sie im Spannungsfeld unterschiedlicher Loyalitäten und Interessen stehen: Auf der einen Seite geht es um das Wohl ihres individuellen Patienten, der sich in der Hand eines primär an seiner Gesundheit interessierten Arztes wähnt und sich mit Blick auf den Behandlungsnutzen der Studie übertriebene Hoffnungen machen mag; auf der anderen Seite stehen das Forschungsinteresse, ein erwarteter Nutzen für andere Patienten, vielleicht auch die eigene Karriere oder gar finanzielle Interessen. Aber auch bei nicht-therapeutischen, also potentiell *fremdnützigen* Versuchen an Gesunden oder sogar Kranken, für welche man natürlich die Schwelle der objektiven Risikoakzeptabilität extrem niedrig veranschlagen wird, mag professionelle Voreingenommenheit des Forschers sowohl seine Risikobewertung verzerren als auch seine Aufklärung manipulativ

werden lassen (vgl. Abschn. 3.1 und 4.2). Und selbst Ethikkommissionen sehen sich gelegentlich mit dem – freilich bisher wohl nie erhärteten – Vorwurf forschungsfreudiger Voreingenommenheit konfrontiert, wenn es darum geht, zu bestimmen, was ein ›unerhebliches‹ Risiko und was ein ›hohes‹
Nutzenpotential sei. Neben der verfahrensmäßigen Absiche-
rung und Kontrolle medizinischer Forschung an Menschen
bleiben daher auch inhaltliche Kriterien ethischer Zulässigkeit
ungebrochen wichtig (vgl. SMITH ILTIS (235)).

Das paradigmatische Design (der ›Goldstandard‹) moderner
therapeutischer Forschung ist die sogenannte randomisierte
kontrollierte Studie (*randomised controlled trial*), bei der ein neues Verfahren gegen das bisherige Standardverfahren getestet
wird – bzw. gegen Nichtbehandlung, wenn es keine etablierte
Behandlungsmethode gibt. Für solche kontrollierten klinischen Studien, die durch die in den letzten Jahren international
verstärkten Bemühungen um ›evidenzbasierte Medizin‹ (vgl.
PERLETH/ANTES (229)) sogar noch an Bedeutung gewonnen
haben, werden Probanden mit möglichst gleichen relevanten
Merkmalen (Alter, Krankheitsstadium etc.) durch Losverfahren entweder der Test- oder der Kontrollgruppe zugewiesen,
d. h. ›randomisiert‹. Letztgenannte also werden, genau besehen,
dem eigentlichen Versuch der Neubehandlung gar nicht ausgesetzt. Um bei der Beobachtung und Bewertung der Ergebnisse Vorerwartungen auszuschließen, werden solche Experi-
mente überdies meist ›doppelt blind‹ durchgeführt, das heißt:
Weder der Arzt noch der Patient selber wissen, welcher der
beiden Gruppen oder ›Studienarme‹ dieser zugeordnet wurde.
Nach geltenden Aufklärungsvorschriften muss ein Patient im
Übrigen auch über das Faktum einer geplanten Randomisie-
rung vorher aufgeklärt und um seine Zustimmung hierzu ge-
beten werden.

Randomisierte kontrollierte Studien durchzuführen, ist offensichtlich dann vernünftig und ethisch unproblematisch,
wenn die erhoffte Überlegenheit des neuen Behandlungsver-

fahrens einerseits durch das bisher verfügbare Wissen gestützt und nicht durch starke Ungleichheiten in Nutzen- und Schadenserwartung der Vergleichsgruppen erkauft wird, und wenn diese erhoffte therapeutische Überlegenheit andererseits nicht bereits *ohne* kontrollierte Studien hinreichend deutlich wird. So können gelegentlich die einhellige und klinische Erfahrung aller Beteiligten oder auch ein quantifizierender rückblickender Vergleich mit den Ergebnissen bisheriger Verfahren die Vorteilhaftigkeit einer neuen Methode unzweifelhaft erweisen. In solchen Fällen würde eine kontrollierte Studie denjenigen Patienten, die die Kontrollgruppe bilden, eine – im Voraus erkennbare – suboptimale Behandlung zukommen lassen. Entsprechendes gilt für das Weiterführen kontrollierter Studien auch dann, wenn sich die Überlegenheit eines der beiden Verfahren bereits deutlich abzeichnen würde. Welche Evidenzstandards für ›Suboptimalität‹ hier aber jeweils anzulegen sind, wann prospektive Studien abgebrochen oder gar nicht erst durchgeführt werden sollten, sind zum Teil *normative* Fragen nach der Akzeptabilität von positiven oder negativen Irrtümern. Solche ethischen Fragen nach der vermeintlichen Gleichwertigkeit bzw. vertretbaren Ungleichwertigkeit von Studienarmen werden aktuell und sehr kontrovers unter dem Stichwort ›*equipoise*‹ debattiert (vgl. LONDON (223)).

Heilversuche werden gelegentlich auch außerhalb von Studien durchgeführt, als Einzelfall-Experimente insbesondere bei nicht mehr behandelbaren Schwerstkranken, an denen neuartige Eingriffe oder noch nicht zugelassene Medikamente als ultima ratio quasi notstandsmäßig ausprobiert werden.[4] Hier stellt sich angesichts der verzweifelten Ausgangslage der Patienten die Frage der angemessenen Risikobewertung meist weniger dringlich als Fragen danach, ob und wann die Zulas-

---

4 Teilweise wird der Begriff ›Heilversuch‹ auch nur für diesen Sonderfall des verzweifelten Singulärexperiments verwendet (vgl. TOELLNER (238)).

sungspflichtigkeit von Medikamenten unterlaufen werden darf, ob es eine moralische Pflicht zur Veröffentlichung auch von Einzelfallversuchen gibt und wann die Krankenkassen diese finanzieren sollten (zu diesem letzten Punkt: SCHÖNE-SEIFERT/BUYX (385)).

Hinsichtlich der für zulässig erachteten Ausnahmen vom grundsätzlichen Aufklärungs- und Einwilligungsgebot werden unterschiedliche moralische Positionen vertreten. Strittig sind hier insbesondere die Bedingungen der Zulässigkeit von Forschung an Kindern und an nicht-einwilligungsfähigen Erwachsenen, z. B. an Alzheimer-Patienten. Solange es sich um Forschung mit potentiellem therapeutischen Effekt auch für Probanden-Patienten selbst handelt, besteht noch weitgehende Einigkeit darüber, dass eine besonders sorgfältige Abwägung des möglichen Nutzens gegen das Belastungs- und Risikopotential nebst einer aufgeklärten Einwilligung durch Eltern oder ggf. andere Stellvertreter einen hinreichenden Schutz bieten. Doch mit Bezug auf ›fremdnützige‹ Forschung haben Befürchtungen, dass die Schwäche und Abhängigkeit dieser Patientengruppen im Interesse der Wissenschaft oder der Gesellschaft ausgenutzt werden könnten, den wissenschaftlichen Fortschritt zum Nutzen dieser Patienten deutlich verlangsamt. So wird inzwischen ein großer Anteil der in der Kinderheilkunde verordneten Medikamente off-label, also ohne für diese Indikation speziell für Kinder erprobt und zugelassen zu sein, verabreicht, weil die dafür erforderlichen Arzneimittelprüfungen an Kindern bisher nicht zulässig waren. Dieser Umstand aber gefährdet die betroffenen Patienten unter Umständen erheblich, weil sich Wirksamkeits- und Verträglichkeitsdaten nicht einfach von Erwachsenen auf Kinder übertragen lassen. Hinzu kommt, dass bestimmte Erkrankungen eben ausschließlich bei Kindern vorkommen, so dass deren Behandlung auch nur an diesen erforscht werden kann. Entsprechendes gilt für diejenigen Erkrankungen, die ursächlich für die mangelnde Einwilligungsfähigkeit erwachsener Patienten sind

– etwa die Alzheimersche Krankheit. Angesichts dieser Problematik vertreten viele Experten inzwischen auch in Deutschland die liberalere Position einer in engen Grenzen zuzulassenden nicht-eigennützigen Forschung an diesen Patienten (vgl. HELMCHEN/LAUTER (218), ZENTRALE ETHIKKOMMISSION (243)). Unbedenklich seien entsprechende Studien dann, wenn sie (a) für die Probanden minimale Risiken und Belastungen bergen (*minimal risk/minimal burden*), (b) an anderen Patientengruppen nicht durchführbar wären und (c) einen deutlichen ›gruppennützigen‹ Gewinn für spätere Angehörige derselben Patientengruppe erhoffen lassen (so etwa das umstrittene europäische „Menschenrechtsübereinkommen zur Biomedizin"). Die Gegenseite hingegen bewertet auch minimale Opfer solcher Patienten als unzumutbar bzw. befürchtet die Ausnutzung der notorischen Dehnbarkeit von Begriffen wie ›minimale Risiken‹ (vgl. BOCKENHEIMER-LUCIUS (203)). Die 12. Novellierung des deutschen Arzneimittelgesetzes von 2004 genehmigt nun tatsächlich erstmals solche gruppennützige Forschung an kranken Kindern. An erwachsenen nicht-einwilligungsfähigen Patienten sowie an gesunden Kindern ist sie jedoch nach wie vor nicht zugelassen. Dass Deutschland bisher das oben erwähnte „Menschenrechtsübereinkommen" des Europarates, dem zufolge nicht-eigennützige Forschung an nicht-einwilligungsfähigen Personen in etwas weiter gehenden Grenzen erlaubt sein soll, nicht unterschrieben hat, ist darüber hinaus das Ergebnis natürlich auch historisch begründeter Besorgnisse.

5 Zum Umgang mit Sterben und Tod

Abgesehen von Problemen im Umgang mit vorgeburtlichem Leben drehen sich wohl – zumindest in der Öffentlichkeit – die meisten medizinethischen Auseinandersetzungen um die Bedingungen der Zulässigkeit von Sterbehilfe in ihren verschiedenen Varianten. Für die Gesamtwahrnehmung der Medizinethik ist diese Fixierung auf ein Rand- und Krisenthema, so wichtig es im Prinzip und für konkrete Patienten auch ist, nicht unproblematisch.

5.1 Der Ruf nach dem würdigen Sterben

Gegenwärtig sterben Patienten immer seltener zu Hause, immer häufiger in Krankenhäusern oder Pflegeheimen.[1] Dies ist einer der Gründe dafür, dass menschliches Sterben in unseren Tagen einsamer vonstatten geht als wohl jemals zuvor. Aber auch andere – miteinander zusammenhängende – Faktoren haben das Sterben, seine Umstände und seine Wahrnehmung nachhaltig verändert: die zunehmende Säkularisierung des Sterbens, die fortschreitende Auflösung engerer familiärer Lebensformen, die rasant gewachsenen Möglichkeiten, das Sterben bis in Phasen hochgradigen körperlichen und geistigen Verfalls aufzuschieben, die zunehmende Zahl von Patienten, die dank medizinischer Diagnostik und Prognostik um eine bei ihnen bestehende unheilbare Krankheit wissen und schließlich das Arzt-Patienten-Verhältnis heutiger Prägung, in dem über das Sterben doch wohl weitgehend geschwiegen wird (vgl. ELIAS (210), KATZ (220), NULAND (227)).

Vereinsamung und Mangel an Selbstbestimmtheit in Fragen des eigenen Sterbens sind die beiden Hauptvorwürfe der vie-

---

1 Zu solchen Randbedingungen heutigen Sterbens siehe auch die Stellungnahme des NATIONALEN ETHIKRATS (174).

len Kritiker im neuerlichen Kampf um die ›Würde‹ im Sterben. In ihrer Antwort auf die Problematik teilen sie sich – oft hochgradig emotional – in zwei Lager: Die einen möchten ausdrücklich nur die psychosozialen Umstände des Sterbens zum Besseren verändert sehen; die Gegenseite andererseits mahnt ein moralisches und juridisches Recht auf weiter gehende Sterbehilfe an, als sie bisher praktiziert wird und werden darf. Glücklicherweise hat in den letzten Jahren eine Bewegung eingesetzt, die sich für eine Verbesserung der Palliativmedizin und die Ermöglichung von professioneller *Sterbebegleitung* zu Hause oder in Hospizen einsetzt, um so das Sterben wieder menschlicher zu machen. Dieses ohne Frage äußerst begrüßenswerte Programm steht aber offensichtlich in keiner notwendigen Opposition zu jenen Überlegungen, welche als *ultima ratio* einen weitgehenden Therapieverzicht, aktive Sterbehilfe oder ärztliche Beihilfe zum Suizid zugelassen wissen wollen – auch wenn eine solche Alternativ-Beziehung nicht selten gerade von den Vertretern der Palliativ- und Hospizmedizin suggeriert wird. Es ist gewiss unrichtig zu glauben, dass der Ruf nach mehr Selbstbestimmung im Sterben dann verstummen würde, wenn jedermann die bestmögliche und umfassendste Betreuung, verbesserte Schmerztherapie und größere Zuwendung erhielte.

Für manche Mitbürger geht es mit diesem Ruf vielmehr darum, die eigenen Vorstellungen von Würde im Leben und Sterben an entscheidender Stelle zu verwirklichen. Aus ihrer Sicht ist Ronald Dworkins Diagnose über die Abtreibungs- wie die Sterbehilfe-Auseinandersetzungen zutreffend:

> In beiden Fällen gehen die Meinungen auseinander, und zwar nicht deshalb, weil manche Menschen Werte geringschätzen, die andere hochhalten, sondern im Gegenteil deshalb, weil die in Frage stehenden Werte im Leben aller Menschen zentral sind und niemand sie als so trivial zu behandeln vermag, dass er sich von anderen vorschreiben lassen könnte, was sie bedeuten. Darauf zu bestehen, dass ein Mensch auf eine Art und Weise stirbt,

die nach Meinung anderer richtig ist, für ihn selbst jedoch in einem gravierenden Widerspruch zu seinem Leben steht, ist eine Form menschenverachtender Tyrannei«[2]

5.2 Sterbehilfen

Traditionell unterscheidet man, wenn es um den Umgang mit Todkranken und Sterbenden geht, zwischen ›Sterbebegleitung‹, bei der es um alle Formen der Zuwendung und Hilfe geht, die den Zeitpunkt des Sterbens unbeeinflusst lassen, und ›Sterbehilfe‹, die diesen Zeitpunkt gezielt oder in Kauf nehmend vorverlegt. In letzter Zeit jedoch wird ›Sterbebegleitung‹ gelegentlich als Oberbegriff für beide beschriebenen Kategorien des Verhaltens verwendet – in meinen Augen eine begriffliche Entdifferenzierung, die wohl der Emotionalisierung des Themas entgegenwirken soll, in der Sache aber wenig hilfreich ist (vgl. BUNDESÄRZTEKAMMER (133), SCHÖCH et al. (287)).

Die Massenmorde an behinderten Menschen durch die Nationalsozialisten und ihre Helfer – verlogen als ›Euthanasie‹ (eigentlich: leichtes Sterben) bezeichnet – haben diesen klassischen Begriff (vgl. WINAU (299)) und die eigentlich unter ihn fallenden Handlungen in Deutschland nachhaltig tabuisiert. Diskussionen über die moralische und rechtliche Zulässigkeit oder Unzulässigkeit humanitär motivierter Lebensverkürzung bei Schwerstkranken, wie sie seit etwa Mitte der 1970er Jahre in vielen Ländern mit erneuter Intensität geführt werden, be-

---

2 »In each case, opinions divide not because some people have contempt for values that others cherish, but, on the contrary, because the values in question are at the center of everyone's lives, and no one can treat them as trivial enough to accept other people's orders about what they mean. Making someone die in a way that others approve, but he believes a horrifying contradiction of his life, is a devastating, odious form of tyranny.« (DWORKIN (142), S. 217; deutsche Übersetzung, S. 300 f.)

gannen in Deutschland schon deswegen viel später und zöger-
licher. Nicht nur sind, verständlicher- und glücklicherweise, in
unserem Land Sensibilität und Besorgnis gegenüber mögli-
chem Missbrauch einer jeglichen Euthanasie-Erlaubnis sehr
hoch. Von Anfang an wurde zudem jeder permissiven Stimme
von vielen Seiten pauschal die Kontinuität mit nationalsozia-
listischer Ideologie unterstellt und die Diskussion selbst als
verwerflicher Beginn unabsehbarer Menschenverachtung und
-vernichtung gebrandmarkt. Noch immer wird zudem der
Begriff ›Euthanasie‹ von Befürwortern weitgehend gemieden
und durch denjenigen der ›Sterbehilfe‹ ersetzt, während Gegner dessen negative Konnotationen häufig gutheißen und einsetzen. Erst in letzter Zeit ist hier ein gewisser Wandel im
Sprachgebrauch zu verzeichnen – wohl nicht zuletzt aufgrund
der rezipierten öffentlichen Diskussionen anderer Länder um
englische *euthanasia*. Wenngleich ›passive Euthanasie‹ kein un-
gebräuchlicher Begriff ist und ›Euthanasie‹ allein also offen
lässt, um welche Form derselben es geht (so auch im Folgenden), wird im Allgemeinen doch an deren aktive Form gedacht.

Eine humanitäre Rechtfertigung wird in aller Regel als ein
notwendiges Definitionsmerkmal von Sterbehilfe oder Euthanasie verstanden (vgl. BIRNBACHER (124), HOERSTER (266)).
Dieses Merkmal ist immer dann unstrittig realisiert, wenn es
um ›Hilfe‹ zu einem Sterben geht, das aus der Sicht eben des
schwerstleidenden Patienten selbst angemessen ist und um das
er nachsucht. Sterbehilfe verwirklicht in solchen Fällen das
subjektiv vermeintlich kleinere Übel (Prinzip der Schadens-
verkleinerung) und entspricht zugleich dem Willen des Betroffenen (Prinzip des Respekts vor Autonomie). Dieses Hilfe-
Merkmal im engeren Sinn fehlt allerdings offenkundig immer
dann, wenn die betroffenen Patienten nichts (mehr) empfin-
den oder nichts (mehr) wollen. Beispielhaft wäre hier etwa das
Sterbenlassen von ›anenzephalen‹ Neugeborenen, d. h. von Babys, bei denen sich (fast) kein Gehirn entwickelt hat, wodurch

sie empfindungslos sind und ohnehin nur kurze Zeit am Leben bleiben können. Wenn man sie sterben lässt, dann also nicht deshalb, weil sie am Weiterleben leiden würden. Auch jemand, der ein Sterbenlassen schwerstbehinderter Neugeborener nicht mit deren erwartbarem schwersten Leiden, sondern mit deren vermeintlich noch nicht voll ausgebildetem Lebensrecht und den dann für legitim erachteten Interessen Dritter begründen wollte, würde damit keine Sterbehilfe im obigen engeren Sinne befürworten. Man könnte nun also beim engen Begriffsverständnis bleiben und solche Fälle des Sterbenlassens daher nicht als Fälle von Sterbe*hilfe* auffassen und als solche rechtfertigen. Sie fielen dann in eine andere Kategorie des Sterbenlassens, ohne schon deswegen unzulässig zu sein (was bei anenzephalen Neugeborenen weitgehend unstrittig nicht der Fall ist). Oder man könnte die Definition eben doch auch auf solche systematisch verwandten Fälle von ›Früheuthanasie‹ ausdehnen. Von dieser Frage hängt wohl nicht wirklich viel ab.

Eine ähnliche definitorische Frage ist es, ob ›Sterbehilfe‹ begrifflich nur dann vorliegt, wenn sie zum Besten des Patienten nach dessen ausdrücklicher eigener Einschätzung gereicht, oder auch bzw. nur dann, wenn bestimmte objektive Kriterien erfüllt sind oder bereits dann, wenn es die subjektive Motivation des ›Sterbehelfers‹ wäre, dem Patienten helfen zu wollen. Im ersten Falle gäbe es gar keine Sterbehilfe ohne ausdrückliches Verlangen (so definieren die Niederländer ihre ›euthanasie‹), im letzten Falle wären auch die Akte unverlangter, vermeintlich humaner ›Mitleidstötungen‹, wie sie in den letzten Jahren in verschiedenen Ländern und offenbar zunehmend häufig von Pflegekräften an alten Patienten verübt werden, als Sterbehilfe zu bezeichnen. Welche begriffliche Begrenzung hier plausibel und welche eher kontraintuitiv wirkt, hängt gewiss auch von der jeweiligen Bewertungsperspektive ab. Daher ist es am vernünftigsten, den Begriff neutral und weit zu fassen und erst im zweiten Schritt über die Bedingungen zulässiger Sterbehilfe nachzudenken. Dann erst sollten die Auseinandersetzungen darüber stattfinden, ob und wann das Zulassen oder Herbeiführen des Todes für einen Patienten je in seinem wohlverstandenen, subjektiven oder auch objektiven Interesse liegt und wann dies ausschlaggebend sein darf. Mit anderen Worten sollte die Bezeichnung Sterbehilfe solchen Handlungen und Unterlassungen vorbehalten bleiben, die darauf abzielen, im Interesse eines schwerstkranken Patienten dessen Tod zuzulassen oder herbeizuführen – ohne dass bereits ein Urteil über deren moralische Zulässigkeit impliziert wäre. Unzulässigkeit könnte sich – unter anderem – daraus ergeben, dass sich der Sterbehelfer über den wahren Inhalt der Patienteninteressen täuscht.

Dieser terminologische Vorschlag entspricht einem verbreiteten Sprachgebrauch, der dann außerdem verschiedene Unterformen der Sterbehilfe unterscheidet. Hiernach bezeichnet:

– *passive Sterbehilfe* jeden bewusst den Tod des Patienten zulassenden Behandlungsverzicht, der auf rein performativer Ebene sowohl durch Unterlassen als auch durch aktives Tun verwirklicht werden kann (Beispiel: Verzicht auf Wiederbelebungsversuche bei Herzstillstand),
– *indirekte Sterbehilfe* jede potentiell lebensverkürzende Palliativbehandlung, die in Art und Dosierung medizinisch-therapeutisch angezeigt ist (Beispiel: Behandlung sonst unstillbarer Schmerzen mit der Nebenwirkung einer Schädigung des Atemzentrums),
– *aktive Sterbehilfe* jedes tätige Herbeiführen des Todes eines Patienten, welches nicht zugleich ein Behandlungsverzicht oder eine medizinisch indizierte Palliativbehandlung ist (Beispiel: tödliche Überdosis an Barbituraten oder Insulin).
– Als Viertes gehört schließlich auch noch die (ärztliche) *Hilfe zum Suizid* eines Schwerstkranken zum Umfeld der Sterbehilfe (Beispiel: Verschreiben eines tödlichen Medikaments).

Diese Standardterminologie wird aus verschiedenen Gründen regelmäßig kritisiert. Zum einen von denjenigen, die bereits jede begriffliche Annäherung von Palliativmedizin und Therapieverzicht im Sterbeprozess an das aktive Töten eines danach verlangenden Patienten problematisch finden, weil sie das Letztgenannte kategorisch ablehnen. In ihren Augen ist die oberbegriffliche Klammer des ›Helfens‹ mit ihrem positiven Unterton falsch gesetzt. Hinzu kommen aber auch Bedenken angesichts eines erheblichen begrifflichen Durcheinanders bei der Aktiv- *versus* Passiv-Klassifizierung. Wiederholt werden in den öffentlichen Debatten – entgegen der etablierten Kategorisierung – auch das tätige Abstellen eines Beatmungsgeräts oder der Verzicht auf den Beginn einer künstlichen Ernährung als ›aktive‹ Sterbehilfe aufgefasst. Im ersten Fall wird der performative Aspekt in den Vordergrund gestellt, im zweiten Fall der Aspekt vermeintlicher Verbotswürdigkeit.

Vor diesem Hintergrund haben sich gerade in letzter Zeit wieder prominente Stimmen gemehrt, die statt von aktiver Sterbehilfe von ›Töten‹, statt von passiver Sterbehilfe von ›Sterbenlassen‹ und statt von indirekter Sterbehilfe von ›Therapie am Lebensende‹ zu sprechen vorschlagen (vgl. NATIONALER ETHIKRAT (174) oder SCHÖCH et al. (287)). Während der letzte Teilvorschlag durchaus problematisch erscheint, weil er die Besonderheit der in Kauf genommenen Lebensverkürzungsmöglichkeit gar nicht mehr nennt, die in den Begründungsdebatten über Sterbehilfe ein systematisch zentraler Aspekt ist (siehe unten), ist gegen den ersten Teilvorschlag nichts einzuwenden. Ob es allerdings zu weniger Missverständnissen oder gar weniger normativen Kontroversen kommt, wenn es nun um die Grenze zwischen Töten und Sterbenlassen statt wie vorher zwischen Aktiv und Passiv geht, ist durchaus unsicher, wenn man bedenkt, dass auch diese Alternativterminologie insbesondere im angelsächsischen Sprachraum seit Jahren in Gebrauch ist (vgl. Beiträge in BROCK (256), BATTIN (247) und HOLDEREGGER (269), SCHÖNE-SEIFERT (289)).

Die aktuellen normativen Debatten um Sterbehilfe lassen sich in drei Kontroversen unterteilen:

(a) in die um die genaueren Kriterien eines Behandlungsverzichts,

(b) in die um die grundsätzliche ethische Zulässigkeit der aktiven Sterbehilfe,

(c) in die um die Zulässigkeit ärztlicher Suizidhilfe.[3]

Zu (a): Dass die moderne Medizin nicht immer alle prinzipiell verfügbaren – und häufig eminent segensreichen – Maßnahmen zur Lebensverlängerung aufbieten muss und darf, ist in dieser Allgemeinheit unumstritten. Es ist das Credo wachsender Skepsis gegenüber einem übermäßigen und dann als inhuman empfundenen Einsatz der ›Apparatemedizin‹ und wird auch und gerade von Gegnern jeder Legalisierung aktiver Sterbehilfe als probate Maxime zur Wahrung der Würde im Sterben vertreten (vgl. z. B. SPAEMANN (189), S. 277 f.). Inhalt dieser Maxime ist offensichtlich nichts anderes als die noch nicht näher spezifizierte Anmahnung von Behandlungsverzicht, von passiver Sterbehilfe. Sehr weitreichende Übereinstimmung gibt es offenbar in allen Ländern, unter Praktikern wie Theoretikern, darüber, dass

> Maßnahmen zur Verlängerung des Lebens abgebrochen werden dürfen, wenn eine Verzögerung des Todeseintritts für den Sterbenden eine nicht zumutbare Verlängerung des Leidens bedeutet und das Grundleiden mit seinem irreversiblen Verlauf nicht mehr beeinflußt werden kann« (BUNDESÄRZTEKAMMER (133), S. 1298).

Ebenso besteht breiter Konsens darüber, dass ein entscheidungsfähiger Patient das Recht hat, »die Beendigung […] lebenserhaltender technischer Maßnahmen« (ebd.) zu verfügen. Diese Verfügungsgewalt erstreckt sich nach Rechtsprechung

---

3 Systematische Analysen der Gesamtproblematik finden sich etwa bei BATTIN (247), BEAUCHAMP/CHILDRESS (15), S. 119 ff., BROCK 1993 (256), FUCHS (264), HOLDEREGGER (269), VEATCH (194), WEIR (298).

und mehrheitlichem ethischem Urteil konsequenterweise auch auf ›künstliche‹ Nahrungs- und Flüssigkeitszufuhr. Wieweit allerdings Ärzte dies nicht nur als geltendes Recht, sondern auch als nicht–paternalistische ethische Grundregel akzeptieren, ist eine eher offene Frage (vgl. Abschn. 3.2).

Für *entscheidungsunfähige* Patienten liegen die Dinge komplizierter. So ist ethisch umstritten, welche Spielarten von Sterbehilfe einerseits durch eine inhaltliche Vorausverfügung veranlasst und andererseits von Dritten – und von welchen Dritten – verfügt werden dürfen. Kontrovers sind ganz allgemein die Zulässigkeit von passiver Sterbehilfe außerhalb des ›irreversiblen Sterbevorgangs‹ (von der Vagheit dieses Begriffs ganz abgesehen) bzw. ohne das Vorliegen tödlicher Krankheiten (vgl. Abschn. 3.3). Darüber hinaus ist strittig, wie weit und unter welchen Bedingungen Personen, die vom Patienten selbst oder von Seiten eines Gerichts als Bevollmächtigte bzw. Betreuer eingesetzt wurden, in ihren Therapieverzichts-Entscheidungen gehen dürfen. Während der ethische Primat des aktuellen Willens eines Patienten tendenziell anerkannt wird, werden Gewicht und Auslegung expliziter Vorausverfügungen, bloßer Mutmaßungen und schließlich, beim Fehlen jeglicher Willensindizien, des ›Patientenwohls‹ von Schritt zu Schritt strittiger. Dass Betreuer in ihren Entscheidungen über die medizinische Versorgung des von ihnen Betreuten auf eben dieses ›Wohl‹ verpflichtet sind, ist gesetzlich klar festgelegt. Wie diese Norm aber zu interpretieren ist, bleibt eine gesellschaftlich erst noch differenziert zu beantwortende Frage. Natürlich müssen die Zulässigkeitsgrenzen solcher nicht selbst verfügten passiven Sterbehilfe immer erheblich restriktiver gezogen werden, als wenn eindeutige Willenserklärungen vorliegen. Aber die extreme Ansicht, niemand anderes als allenfalls der Patient selber dürfe die Beendigung seiner Lebenserhaltung verfügen oder niemand anderes als er könne beurteilen, ob ein Weiterleben für ihn wünschenswert bzw. zumutbar sei oder aber nicht, wird weder konsistent umgesetzt, noch könnte sie auf allgemeine

Zustimmung rechnen. Ob und wann bei fehlender Vorausverfügung schwerste Leidenszustände, eine stark fortgeschrittene
Demenz oder ein irreversibler Bewusstseinsverlust es rechtfertigen, einen Patienten auch ohne eine entsprechende Vorausverfügung sterben zu lassen, bleibt ein in der Zukunft zu
regelndes Problem.

Während also Fragen des Therapieverzichts in Deutschland
bisher kaum gesetzlich geregelt sind, wird eine rechtliche Normierung der Reichweite, Bindungskraft und Wirksamkeits-
voraussetzungen von Patientenverfügungen immerhin seit einigen Jahren diskutiert und erwartet (vgl. Abschn. 3.3). Bis dahin wird einiges durch die Rechtsprechung sowie durch die
schon zitierten intraprofessionellen Richtlinien der Ärztekam-
mer normiert, die erst in ihrer letzten vorliegenden Fassung
die grundsätzliche Erlaubtheit von Sterbehilfe bei Nicht-Ster-
benden und auch die Verzichtbarkeit von Wasser und Nahrung attestieren. Dieser Liberalisierung gingen entsprechende
Gerichtsurteile, insbesondere des Bundesgerichtshofs voraus
(vgl. SCHÖCH (286)), aber auch eine jahrzehntelange ethische
Debatte.

Neben den bereits skizzierten Kontroversen über einen ethischen Unterschied zwischen performativem ›Tätigsein‹ und
›Unterlassen‹ (vgl. Abschn. 3.5) bestand lange Uneinigkeit darüber, ob die Unterscheidung in ›unübliche‹ versus ›übliche‹
oder in ›medizinische‹ versus ›nicht-medizinische‹ Behandlungsmaßnahmen eindeutig und überdies für die Zulässig-
keitsfragen bei Sterbehilfe moralisch bedeutsam sei. Die Lehre,
dass auf unübliche, nicht aber auf übliche Mittel unter Umständen verzichtet werden dürfe, entstammt der römisch-
katholischen Moraltheologie. Unter den verschiedenen möglichen Interpretationen des Merkmals ›unüblich‹ – nämlich:
statistisch selten, eingreifend, technisch aufwendig, unverhältnismäßig belastend für den Patienten – erweist sich bei näherem Bedenken nur die letztgenannte als moralrelevant. Nun ist
aber der Grad der Belastung, den eine Maßnahme für einen

bestimmten Patienten bedeutet, gerade kein unabhängiges Merkmal der Behandlung selber, sondern hängt von der Situation ab: etwa von der Ausgangslage des Patienten und dem für ihn erwartbaren Nutzen. Damit verliert nach verbreiteter Ansicht das Üblichkeitskriterium als solches seine Brauchbarkeit (vgl. BEAUCHAMP/CHILDRESS (15), S. 123 ff.).

Auf der Suche nach einem kontextunabhängigen Kriterium wird seit einiger Zeit die zweite der oben aufgeführten Unterscheidungen als moralrelevant diskutiert, also diejenige zwischen ›medizinischer‹ und ›nicht-medizinischer‹ oder ›Basis‹-Versorgung (so etwa BAUMANN *et al.* (249), S. 19). Neben Pflege und Schmerztherapie sollen in die zweite Kategorie Nahrungs- und Flüssigkeitszufuhr fallen und, das ist unter den Anhängern dieser Unterscheidung umstritten, eventuell auch Beatmung (zumindest mit Raumluft, meinen manche). Aber selbst dann, argumentieren die Kritiker, wenn man sich hier auf eine trennscharfe Differenzierung einigen könnte, sei ihre ethische Relevanz unplausibel. Denn warum sollten Basismaßnahmen auch dann unverzichtbar sein, wenn sie entweder ihr physiologisches Ziel nicht realisieren könnten oder dem Patientenwohl abträglich bzw. nicht zuträglich seien? (Wie etwa bei anenzephalen Babys oder Patienten mit irreversiblem Bewusstseinsverlust, vgl. Abschn. 5.3 und BEAUCHAMP/CHILD-RESS (15), S. 125 ff.) Die Gegenseite pocht auf die aus ihrer Sicht fundamentale moralische oder symbolische Bedeutung von ›Wasser und Brot‹ oder verweist, gegen das einhellige Urteil verschiedener neurowissenschaftlicher Fachgesellschaften, auf die Ungewissheit, ob ein ›verhungernder‹ oder ›verdurstender‹ Patient selbst im Zustand terminaler Krankheit oder tiefer Bewusstlosigkeit nicht doch leide (vgl. die Beiträge in LYNN (274)).

Abschließend sei zur Vermeidung möglicher Missverständnisse betont, dass unbeschadet aller Kontroversen niemand unter den Kontrahenten je einer *unfreiwilligen* Sterbehilfe, die also einem ausdrücklichen oder zu unterstellenden Willen des Betroffenen zuwiderliefe, das Wort geredet hat. Selbstverständlich gilt diese einhellig als verwerflich, wird sie als mörderisch abgelehnt.

Zu (b): Die zweite große Kontroverse über Sterbehilfe dreht sich um die moralische Zulässigkeit *aktiver* Lebensbeendigung aus humanitären Gründen. Diskutiert wird hier in allererster Linie deren freiwillige, d. h. auf ausdrückliches Verlangen eines urteilsfähigen Patienten erfolgende, Variante. Eine weniger prominente Debatte gibt es ferner über den Spezialfall der aktiven (nicht-freiwilligen) ›Früheuthanasie‹ bei schwerstbehinderten Neugeborenen (vgl. EINBECKER EMPFEHLUNGEN (143), KUHSE/ SINGER (162), MERKEL (278)). Zugunsten der ethischen Vertretbarkeit freiwilliger aktiver Sterbehilfe werden als direkte Argumente Humanität und das Recht eines Patienten auf Selbstbestimmung, als indirektes Argument die vermeintliche Insignifikanz gängiger Unterscheidungen zwischen aktiver Sterbehilfe einerseits und passiver oder indirekter Sterbehilfe andererseits angeführt.

Der ersten Argumentation zufolge sind gerade so existentielle Entscheidungen wie die über Umstände und Zeitpunkt des eigenen Sterbens und die Zumutbarkeit tödlichen Leidens dem Selbstbestimmungsrecht eines Patienten zu unterstellen (vgl. Abschn. 3.1 sowie DWORKIN (142), Kap. 7). Dieses Argument gewinnt in einer liberalen säkularen Gesellschaft, in der nicht mehr allgemein von der Gottbestimmtheit der Sterbeumstände und von der ›Heiligkeit‹ des Lebens ausgegangen wird, zunehmend an Bedeutung (vgl. Abschn. 3.4). Aber auch innerhalb der christlichen Lehre wird die moralische Verwerflichkeit aktiver Sterbehilfe verschiedentlich in Frage gestellt. Zwar lehnen die katholische Kirche wie auch die Evangelische Kirche Deutschland die aktive Sterbehilfe kategorisch ab; doch erfolgen nun auch dezidiert religiöse Rechtfertigungen derselben (vgl. (284) sowie JENS/KÜNG (271)), wird nach Befragungsergebnissen selbst in Ländern mit überwiegend christlicher Bevölkerung dennoch mehrheitlich die Freigabe aktiver

Sterbehilfe befürwortet und haben in den Niederlanden bei der dort inzwischen erfolgten Legalisierung der aktiven Euthanasie auch gerade Theologen eine maßgebliche Rolle gespielt (vgl. PIJNENBORG (280), TEN HAVE/WELIE (295), KUITERT (273)).

Diejenigen Autoren, welche den Respekt vor dem Verlangen nach aktiver Sterbehilfe einfordern, tun dies in aller Regel nur unter einschränkenden Bedingungen. Fast immer geht es ihnen um Euthanasie unter den Voraussetzungen (a) schwersten und unstillbaren Leidens (welches allerdings nicht immer mit rein physischem Schmerz gleichgesetzt wird), (b) terminaler Erkrankung und (c) eines ausdrücklichen, wiederholten und authentischen Patientenverlangens (vgl. HOERSTER (266), JENS/KÜNG (271)).[4] Nicht nur von radikal liberaler Seite, sondern gerade auch von denen, die jegliche Suizidbeihilfe aus ethischen Gründen ablehnen, werden die beiden ersten Einschränkungen gelegentlich als inkonsequent bezeichnet: Wenn man tatsächlich die Selbstbestimmung eines entscheidungsfähigen Sterbewilligen zu respektieren und ihm behilflich zu sein richtig fände, sei es widersprüchlich, diese Hilfe an weitere Bedingungen zu knüpfen. Der nahe liegende – und mir plausibel erscheinende – Gegeneinwand verweist darauf, dass Suizidbeihilfe nicht nur mit der Selbstbestimmung des Betroffenen, sondern auch mit der Verpflichtung zu Fürsorge und Schadensvermeidung gerechtfertigt werde. Und in der Tat: eine solche Doppelbegründung scheint uns auch außerhalb der Medizin in vielen Fällen angemessen für aktive Hilfeleistungen gegenüber Dritten, während die reine Selbstbestim-

---

4   Vgl. auch BAUMANN et al. (248), die vorschlugen, aktive Sterbehilfe weiterhin rechtswidrig sein zu lassen, unter den genannten einschränkenden Bedingungen jedoch von ihrer Bestrafung abzusehen – wie es inzwischen die niederländische Regierung realisiert hat.

mungs-Norm lediglich deren Abwehr-Ansprüche zu rechtfertigen vermag.

Eine andere Rechtfertigungsstrategie aktiver Sterbehilfe, sei
es auf Verlangen oder bei schwerstbehinderten Neugeborenen,
führt Konsistenzargumente an. Ohne die Zulässigkeit oder
Unzulässigkeit verschiedener Varianten von Sterbehilfe direkt
zu diskutieren, versucht sie zu zeigen, dass unter der gemeinhin
gemachten Voraussetzung, *passive* und *indirekte* Sterbehilfe sei-
en prinzipiell zulässig, dies im konkreten Fall dann auch für die
aktive Form gelten müsse. Eine solche Argumentation zugunsten der Äquivalenz von aktiver und passiver Sterbehilfe (vgl.
Abschn. 3.5) unter identischen Randbedingungen, d. h. glei-
chem Leiden des Patienten und gleicher Motivation des Arztes, hat 1975 als Erster der Philosoph James Rachels im weit
verbreiteten „New England Journal of Medicine" veröffentlicht (RACHELS (283)). Er argumentiert, es sei ein moralisch ir-
relevanter Zufall, der das Herbeiführen des Todes bei manchen
behandlungspflichtigen Patienten zulässig mache, bei ebenso
kranken und leidenden Patienten, deren Leben nur eben nicht
von bestimmten Behandlungsmaßnahmen abhinge, jedoch
verbiete. Überdies sei die aktive, schneller wirksame Sterbehilfe in manchen Fällen humaner als die passive.

Ganz entsprechend argumentieren verschiedene Autoren
mit der Unplausibilität einer prinzipiellen moralischen Ver-
schiedenheit von *indirekter* und *aktiver* Sterbehilfe. Wenn allgemein akzeptiert werde, dass Schmerzfreiheit wichtiger sei als
die Erhaltung jeder einzelnen Lebensstunde, dann lasse sich
eine entsprechende Güterabwägung zuungunsten ungewollter
Lebensverlängerung auch bei der Bewertung aktiver Sterbehilfe nicht plausibel verbieten (so schon MERKEL (277)). Diese
Argumentationslinie ist im Übrigen selbst dann erhellend,
wenn es zuträfe, dass solche indirekte Sterbehilfe – wie häufig
behauptet wird – aufgrund der verbesserten Palliativmedizin
faktisch kaum noch vorkommt (vgl. NATIONALER ETHIKRAT
(174), SAHM (285)).

Der Gegenposition zufolge besteht nichtsdestoweniger ein entscheidender Unterschied zwischen indirekter und aktiver Sterbehilfe darin, dass nur im ersten Falle der Patiententod zwar vorhergesehen, nicht aber beabsichtigt werde. Wer etwa durch eine schmerzlindernde Medikation vielleicht oder wahrscheinlich das Sterben des Patienten beschleunige, realisiere eine unglückliche Nebenwirkung, von der er zugleich durchgängig hoffen könne, sie möge nicht eintreten.[5] Die zugrunde liegende ethische Differenzierung zwischen zulässiger Inkaufnahme und unzulässigem Beabsichtigen negativer Handlungsfolgen folgt der moraltheologischen Lehre vom Doppeleffekt (vgl. McCormick/Ramsey (275); neuerlich mit interessanten Argumenten etwa Cavanaugh (260), FitzPatrick (263)).

Nun ist allerdings strittig, an genau welcher Stelle in der Ethik die Absichten des Handelnden normativ relevant sind: gewiss für den Charakter dieses Menschen und für die Sympathie, die man seinem Tun entgegenbringt – aber auch für die Verbotswürdigkeit bzw. Zulässigkeit der Handlung? (Vgl. Kuhse (161), Kap. 3, Merkel (277), Wolf (199).) Doch selbst wenn man von diesen viel diskutierten Bedenken ganz absieht, leuchtet das Argument von der Absichtsdifferenz nicht jedem ein. Unter den paradigmatischen Randbedingungen, unter denen die Zulässigkeit aller Sterbehilfevarianten diskutiert wird – nämlich: Sterbewunsch des schwerstkranken Patienten, humane Motivation des Sterbehelfers, subjektive Alternativlosigkeit der Situation –, richtet sich, so würde auch ich selbst argumentieren, die Absicht des Handelnden potentiell *immer* darauf, dass der Tod des Patienten eintreten möge, weil dieser Patient das Sterben unter den bestehenden Umständen nach-

---

5   Ganz parallel wird auch für die passive Sterbehilfe verschiedentlich gefordert, sie dürfe nur bei bloßer Inkaufnahme, nicht aber bei absichtlicher zulassender Herbeiführung des Todes durch den Arzt durchgeführt werden (so Sahm (285)).

vollziehbar als das kleinere Übel beurteilt. Dabei gehen in diese ausschlaggebende terminale Güterabwägung einmal die Schmerzen etc. ein, die nur durch indirekte Sterbehilfe gelindert werden können, ein anderes Mal die Belastungen einer lebenserhaltenden Therapie (bei manchen Konstellationen passiver Sterbehilfe) und in anderen Fällen die Qual, Eingeschränktheit oder subjektive (d. h. vom Patienten empfundene) Würdelosigkeit des verbleibenden Restlebens (bei passiver wie aktiver Sterbehilfe). Mit anderen Worten: Eine kategorische normative Unterschiedenheit der verschiedenen Varianten von Sterbehilfe lässt sich nach dieser Auffassung über Absichtsdifferenzen nicht plausibel machen.

Gegen solche oder andere Äquivalenzargumente hat der Philosoph BEAUCHAMP (249) in seiner damaligen Antwort auf Rachels die vermutlich am weitesten verbreitete Gegenargumentation zum Ausdruck gebracht.[6] In der Tat seien aktive und passive (und nach meiner Meinung zu ergänzen: indirekte) Sterbehilfe im konkreten Einzelfall bei identischen Randbedingungen moralisch gleichwertig. Entscheidend seien jedoch die zu befürchtenden negativen Auswirkungen einer allgemeinen Praxis aktiver Sterbehilfe: Sie könnte die moralische Integrität des Ärztestandes unterminieren, den allgemeinen Respekt vor dem Lebensschutz aufweichen, das Misstrauen der Patienten vor ihren Ärzten schüren, subtilen familiären oder gesellschaftlichen Erwartungsdruck zugunsten ›erlösender‹ Sterbehilfe bei Alten und Schwachen ausüben und damit − das ist die größte Sorge − scheinbar freiwillige, autonome Bitten um ›Mitleidstötung‹ in Wahrheit unter dem verinnerlichten Druck der Umgebung entstehen lassen (vgl. etwa DÖRNER (60), STÖSSEL (190), Beiträge in STUDENT (191), aber auch SCHÖCH et al. (287)).

---

6 Diese macht er sich heute aber wohl nicht mehr zu eigen: vgl. BEAUCHAMP (250).

Solche moralpragmatischen Überlegungen zugunsten eines Verbots aktiver Sterbehilfe sind die häufigsten Einwände gegen die Zulässigkeit aktiver Euthanasie (so auch BIRNBACHER (124), Kap. 10). Wenn nun tatsächlich Grund zur Sorge vor Missbrauch bestünde – und diese Frage ist am Ende keine genuin philosophische –, gewännen solche Aspekte selbstverständlich große Bedeutung. Allerdings sollten sich die Propheten solch negativer Entwicklungen einer empirischen Widerlegung ihrer Dammbruchs- und Missbrauchsprophezeiungen nicht versperren (vgl. Abschn. 3.6). Auch hat in diesem Zusammenhang das Argument, aktive Sterbehilfe sei grundsätzlich mit einem höheren tödlichen Irrtumsrisiko behaftet als die passive Variante, wenig Überzeugungskraft (vgl. BEAUCHAMP (250)). Wenig überzeugend ist zudem die übliche Fixierung der Missbrauchsbefürchtungen allein auf die aktiven Varianten der Sterbehilfe. Zwar trifft es offenkundig zu, dass eine aktive Tötung grundsätzlich bei jedermann erfolgen kann, während die passive Sterbehilfe die Abhängigkeit des Betroffenen von lebenserhaltenden medizinischen Maßnahmen voraussetzt. Doch während eine Ausweitung von Sterbehilfe auf Gesunde oder Fast-Gesunde alles andere als wahrscheinlich ist, wächst die Zahl der Patienten, die am Lebensende etwa der künstlichen Ernährung bedürfen, ebenso stetig an wie die therapeutischen Optionen, mit deren Hilfe man Schwerstkranken potentiell noch eine weitere Lebensverlängerung ermöglichen könnte. Missbräuchlicher Verzicht auf solche Optionen ist mitnichten ausgeschlossen, ja sogar viel wahrscheinlicher (so auch BROCK (257)) – ohne dass daraus ein Argument gegen die grundsätzliche Zulässigkeit passiver Sterbehilfe würde.

Neben solchen moralpragmatischen Argumenten werden jedoch auch andere Einwände gegen jede Lockerung des Euthanasieverbotes vorgebracht – Argumente, die sich gegen aktive Sterbehilfe schon in jedem Einzelfall, ja zum Teil bereits gegen die bloße Debatte dieser Problematik richten. In aller

Regel wird hier die Position von der ›Heiligkeit‹ oder Unverfügbarkeit des menschlichen Lebens (vgl. Abschn. 3.4) bezogen bzw. vorausgesetzt. Diese Position zu verlassen, so wird argumentiert, beruhe auf verwerflichen gesellschaftspolitischen, insbesondere ökonomischen Motiven (man wolle an den Kranken und Schwachen sparen), auf einem falschen Menschenbild (dem Ideal des Gesunden/der Verachtung des Behinderten) oder auf dem eigenen Ekel vor dem Leiden, welches man nicht mit ansehen wolle. Als weiteres Argument werden nicht nur psychosoziale, sondern auch begriffslogische Dammbrüche (vgl. Abschn. 3.6) prophezeit, indem weder zwischen freiwilliger und nicht-freiwilliger Euthanasie noch gar zwischen Recht und Pflicht zu aktiver Sterbehilfe ein trennscharfer Unterschied gesehen wird (vgl. BASTIAN (246), DÖRNER (60), KINSAUER MANIFEST (159), STÖSSEL (190), TOLMEIN (296)). So wie in der Abtreibungsdebatte werden über die Euthanasiefrage tiefe und erbitterte Meinungs- und wohl auch Ideologiekämpfe ausgefochten.

Zu (c): Eine auch aktuell viel diskutierte Frage ist diejenige nach der ethischen Zulässigkeit ärztlicher Beihilfe zum Suizid bzw. des Interventionsverzichts bei einem Suizidversuch (vgl. BROCK (257), WOLF (300)). Dabei geht es, das sei noch einmal betont, nicht um das Reagieren auf Selbsttötungsabsichten im Allgemeinen, sondern allein um solche bei schwerstem, unstillbarem Leiden und unheilbarer Krankheit. Wenn es überhaupt freiverantwortliche Selbsttötungen, sogenannte Bilanzsuizide, gibt – wie heute kaum noch bezweifelt wird (vgl. POHLMEIER (281)) – dann wohl in dieser besonderen Konstellation. Zugleich wird aber gerade in solchen Situationen der Hilflosigkeit, Bettlägerigkeit, Schwäche und Abhängigkeit aufgrund einer tödlichen Krankheit die eigenständige Planung und Durchführung eines Suizids oft völlig unmöglich gemacht.

Formal, auf der Beschreibungsebene, kann der Unterschied zwischen ärztlich assistiertem Suizid (bei welchem der Patient die Tat ausführt) und aktiver Euthanasie (bei welcher der Arzt die Tat ausführt) hauchdünn sein (vgl. MERKEL (277)). Sie markiert jedoch nach geltendem Recht eine entscheidende Grenze. Während die Tötung auf Verlangen in Deutschland ausnahmslos strafbar ist (§ 216 Strafgesetzbuch), sind sowohl die Selbsttötung als auch die Beihilfe zu einer solchen grundsätzlich nicht rechtswidrig. Allerdings stehen Ärzte generell unter einer besonderen Pflicht zur Rettung und Erhaltung des Lebens. Aus diesen gegenläufigen Rechtsnormen entstehen eine uneinheitliche Rechtsprechung und damit vor allem eine eklatante Rechtsunsicherheit (vgl. NATIONALER ETHIK - RAT (174), SCHÖCH et al. (287)). Zudem wird jede Beihilfe zum Suizid von der Bundesärztekammer, der die formale Definitionshoheit nationaler Standesethik zukommt, ausdrücklich und apodiktisch als ›unärztlich‹ abgelehnt (vgl. BUNDESÄRZTE- KAMMER (133)). Ähnlich verbieten auch in den meisten anderen Ländern Recht oder Standesethik eine ärztliche Mithilfe bei der Selbsttötung von Patienten. Ausnahmen bestehen in den Niederlanden und Belgien, wo die rechtliche Zulässigkeit aktiver Sterbehilfe erst recht auch Suizidhilfe bei danach verlangenden Todkranken zulässt. Aber es gibt auch bemerkenswerte Einzelfälle, in denen Ärzten nur die Suizidhilfe erlaubt wird: durch ein Spezialgesetz von 1997 im US-Bundesstaat Oregon, durch eine Liberalisierung der Standesethik in der Schweiz, wo seit 2005 die Schweizerische Akademie der Medizinischen Wissenschaften hierin eine im äußersten Einzelfall dem Gewissen des einzelnen Arztes anheimzustellende und zulässige Hilfe sieht (vgl. BOSHARDT/BÄR (255), OREGON DPTM. OF HUMAN SERVICES (282), SCHWEIZERISCHE AKADEMIE DER MEDIZINISCHEN WISSENSCHAFTEN (186)).

In der ethischen Debatte um Suizidhilfe decken sich ein Teil der Pro- und Contra-Argumente mit denjenigen, die bezüglich der aktiven Sterbehilfe vorgebracht werden. Wieder werden gegen die Zulässigkeit ärztlicher Suizidhilfe für todkranke Patienten die Unverfügbarkeit des menschlichen Lebens, die moralische Integrität des Arztstandes und die Manipulierbarkeit des Patientenwillens angeführt. Und wieder wird zugunsten ärztlicher Suizidhilfe auf den Respekt vor der Selbstbestimmung des Patienten und die Humanität solchen Beistands als letztem Ausweg verwiesen. Einen spezifischen Unterschied allerdings sehen verschiedene Autoren darin, dass eine Freigabe ärztlicher Suizidhilfe im Vergleich zu aktiver Sterbehilfe weniger missbräuchlich und für die Öffentlichkeit weniger besorgniserregend wäre, insbesondere weil sie ein deutlicheres Signal der Selbstverantwortung setze.

Daher sehen verschiedene Autoren hierin sogar eine geeignete Alternative zu aktiver Sterbehilfe (vgl. BATTIN (247), BIRNBACHER (253), SCHÖCH *et al.* (287), NATIONALER ETHIK - RAT (174)) – so wie auch der Gesetzgeber in Oregon oder die organisierte Ärzteschaft in der Schweiz es wohl letztlich tun. Der Standardkritik, es werde im Gefolge einer ärztlichen Suizidhilfe-Praxis unweigerlich das Arzt-Patienten-Verhältnis leiden, können in letzter Zeit die positiven diesbezüglichen Erfahrungen aus Oregon entgegengehalten werden, wo auch Beihilfe-unwillige Ärzte sich weder unter Druck gesetzt fühlen noch von Vertrauensverlusten, sondern – im Gegenteil – von einem offeneren Gesprächsklima (BACK (245), DOBSCHKA (262)). Auch argumentieren liberalisierungswillige Autoren, dass ärztliche Suizidhilfe als *ultima ratio* dem recht verstandenen ärztlichen Ethos nicht nur nicht zuwiderlaufe, sondern ihm in positiver Weise entspreche. Den Kern des Arztethos könne man auch auf die Formel bringen, dass Ärzte verpflichtet seien, medizinische Kompetenzen zu erwerben und zu pflegen, sie zum Besten ihres Patienten einzusetzen und diesem dabei mit Empathie zu begegnen, bei alledem jedoch dessen Selbstbestimmung zu respektieren. In aller Regel übersetze sich diese Grundnorm in Vorbeugung, Heilung, Lebensrettung und Leidlinderung. In der Krisensituation unheilbar gewordener Krankheit jedoch könne neben menschlichem Beistand auch Suizidbeihilfe bei einem dazu entschlossenen verzweifelten

Kranken dazugehören (BROCK (257), SCHÖNE-SEIFERT (291), (292)).

Eine brisante Regelungsfrage stellt sich in letzter Zeit besonders der deutschen Öffentlichkeit, die sich damit konfrontiert sieht, dass todkranke deutsche Patienten im Rahmen eines ›Suizid-Tourismus‹ in die benachbarte Schweiz fahren, um sich dort legal ›helfen‹ zu lassen. Was den einen eine verabscheuungswürdige Hintertür ist, erscheint den anderen als eine letztlich akzeptable Umgehung des in ihren Augen ungerechtfertigten Verbots, Suizidhilfe im eigenen Land, im eigenen Bett und damit unter menschenwürdigeren Umständen zu erhalten (vgl. auch hierzu die unterschiedlichen Voten des NATIONALEN ETHIKRATS (174)).

5.3 Hirntod und irreversible Bewusstlosigkeit

Kontroversen über Definition und Feststellbarkeit des Todes hat es unter Ärzten wie Laien seit Jahrhunderten gegeben, wobei es meist um die Sorge der Menschen ging, vorzeitig für tot erklärt zu werden. Aber auch philosophische Überlegungen darüber, was genau den Tod ausmacht, sind immer wieder angestellt worden und haben in der Gegenwart angesichts der extrakorporalen Züchtbarkeit von Gewebe, der Verpflanzbarkeit von Organen und der Möglichkeiten der Intensivmedizin an Dringlichkeit gewonnen (vgl. PERNICK (279)).

Diese Dringlichkeit ist nicht nur theoretischer, sondern durchaus auch praktischer Natur, geraten doch seit den späten 1960er Jahren mit dem Einsatz der Intensivmedizin immer mehr Menschen in den Zustand des Hirntodes – d. h. des vollständigen Ausfalls aller messbaren Hirnfunktionen – bei zugleich künstlich, nämlich durch Beatmungsgeräte, erhaltenem Kreislauf. Ob solche hirntoten Patienten, die wie Schlafende erscheinen, als Lebende oder als Tote zu betrachten sind, ist relevant für die Fragen nach deren weiterer Behandlung sowie nach deren Status als potentielle Organspender. Diese beiden

Fragestellungen motivierten denn auch unterschiedliche Medizinergremien überall in der westlichen Welt, sich der Hirntodproblematik anzunehmen – mit dem Erfolg, dass seit 1968 in den meisten dieser Länder der Hirntod als Tod des Menschen anerkannt wird. Besonders bekannt wurden die Empfehlungen der sogenannten Harvard-Kommission (vgl. BEECHER et al. (251), aber z. B. auch DEUTSCHE GESELLSCHAFT FÜR CHIRURGIE (261)).

Die praktische Akzeptanz der Hirntodkriterien als Todeskriterien durch die Mediziner wurde damals weder von größerer öffentlicher Aufmerksamkeit begleitet noch theoretisch – also durch Analyse und Rechtfertigung des dahinter stehenden Todesbegriffes – explizit begründet, wenngleich es gerade in Deutschland sehr wohl eine entsprechende und kontroverse Debatte unter einigen wenigen Theologen, Philosophen und Medizinern gab (vgl. dazu SCHÖNE-SEIFERT (290)). In den USA wurde diese Begründungsarbeit im Wesentlichen erst durch die PRESIDENT's COMMISSION geleistet (vgl. (81): „Defining Death"); für Deutschland erfolgte sie ›offiziell‹ erst 1993 durch die BUNDESÄRZTEKAMMER (259), die jedoch bereits seit 1982 fortlaufend Richtlinien zur praktischen Feststellung des Hirntodes veröffentlicht hatte (vgl. BUNDESÄRZTEKAMMER (258)). Diese späte Rechtfertigung erfolgte bereits unter dem Druck einer regelrechten Kampagne gegen die Anerkennung des Hirntodes als Tod des betreffenden Menschen – einer seit Ende 1992 und so nur in Deutschland geführten Kampagne, die die Anerkennung des Hirntodes als unberechtigte und gefährliche Umdeutung des Todes im Interesse der Transplantationsmedizin begreift (vgl. die Beiträge in HOFF/IN DER SCHMITTEN (268), aber auch schon JONAS (272)). Doch nicht nur Befürworter einer Rückkehr zum klassischen Herzstillstands-Kriterium des Todes, wie es manche der deutschen Kritiker sind, sondern auch Befürworter einer radikaleren ›Teilhirntod‹-Definition (siehe unten) kritisieren die Plausibilität der Hirntodanerkennung, wie sie seit nunmehr 30 Jahren etablierte Praxis in (inzwischen) allen westlichen Ländern ist (zu den philosophischen Kontroversen vgl. auch STOECKER (294), MCMAHAN (276) und YOUNGNER (301)).

Kontrahenten auf allen Seiten argumentieren dann unplausibel, wenn sie die naturwissenschaftliche oder ontologische Fixiertheit eines richtigen Todeskonzepts annehmen statt anzuerkennen, dass es dabei – innerhalb naturwissenschaftlicher Grenzen – um anthropologische, ethische, semantische u. a. Abwägungen und Plausibilitäten geht. Problematisch sind nach meinem Dafürhalten auch die Argumente mancher Hirntodkritiker, die die Empfindungs- und Bewusstseinsunfähigkeit Hirntoter für unerwiesen oder die erfolgte ›Umdefinition‹ für ein Symptom puren Nützlichkeitsdenkens halten (vgl. Beiträge in HOFF/IN DER SCHMITTEN (268)). Durchaus berechtigt hingegen scheinen mir eine Reihe anderer kritischer Überlegungen zur *Todesbedeutung*, die hinter den Kriterien stehen muss. Drei verschiedene Definitionsmerkmale werden in der Debatte um den angemessensten Todesbegriff als notwendig, hinreichend oder irrelevant diskutiert:

(a) das Ende der Vitalfunktionen Atmung und Kreislauf,
(b) der irreversible Verlust der integrativen vegetativen Selbststeuerung als Merkmal eines Organismus,
(c) der unwiederbringliche Verlust aller mentalen Funktionen.

Offensichtlich fallen beim ›herkömmlichen‹ Eintritt des Todes durch Atem- bzw. Herzstillstand alle drei Merkmale zusammen und können erst unter den Bedingungen moderner Intensivmedizin dissoziiert auftreten. Die Bewertung ihrer jeweiligen Einzelbedeutung ist damit erst mit dem tatsächlichen Vorkommen bzw. der Feststellbarkeit jener neuen Seinszustände ›Hirntod‹ und ›unwiederbringlicher Bewusstseinsverlust‹ praktisch relevant geworden. Allen Bemühungen zum Trotz ist dabei eine retrospektive kontrafaktische Analyse (was hätten die ›Alten‹ für todesrelevant gehalten, wenn die besagten Merkmale dissoziiert hätten auftreten können?) unmöglich und normativ entbehrlich.

Merkmal (a), das Sistieren der Vitalfunktionen, ist in den Augen der Gegner jeglicher hirnbezogenen Todesvorstellung das einzig hinreichende Todesmerkmal (und zugleich das einzig notwendige, da es faktisch immer auch die Realisierung der beiden anderen impliziert). Diese ›körperbiologische‹ Position hat eine am herkömmlichen Todesverständnis orientierte Anfangsplausibilität, wonach der Tod eben das Ende aller Körperfunktionen und nicht nur einzelner Organe bedeutet. Die Konsistenz dieser Position ist in der Debatte nicht selten mit dem Argument bezweifelt worden, dass nach eingetretenem Herzstillstand die Haare und Nägel des Toten noch tagelang weiter wüchsen – ein Phänomen, das allerdings heute als Artefakt (Schrumpfen der Haut) verstanden wird. Gleichwohl lässt sich daran der kritische Einwand anknüpfen, dass ein ›Toter‹, bei dem – ob nun realistisch oder hypothetisch – vorübergehend noch einzelne Zellverbände funktionsfähig wären, nach der Logik dieser Position entweder kein Toter sei oder aber als jemand ausgewiesen werden müsse, dessen sämtliche ›lebensrelevante‹ Körperfunktionen erloschen seien. Benötigt werde im letzteren Fall also ein präzisiertes Unterscheidungskriterium, was mit der unscharfen Angabe ›Vital‹funktion allein nicht getan ist.

Sobald man sich nicht mit der bloß intuitiven Auszeichnung von Atmung und Kreislauf zufrieden gibt, ist begründungsbedürftig, warum einerseits ein für den Organismus so zentraler Verlust wie etwa derjenige der Nierentätigkeit (angenommen, er werde nicht künstlich kompensiert) relevant zwar für die Prognose, nicht aber für die Diagnose des Todes sei, und warum andererseits eben nicht jede Organ-, Zellverbands- oder Zellfunktion lebensrelevant sei. An dieser Stelle argumentieren manche Autoren mit der vom Atmen eines anderen abhängenden phänomenalen Du-Erfahrung und ihrer Bedeutung (vgl. HOFF/IN DER SCHMITTEN (267)). Damit wird die Debatte folgerichtig zu einer Auseinandersetzung um das hinter dem jeweiligen Todesbegriff stehende Menschenbild. Hirntodskeptiker argumentieren hier überwiegend negativ, mit Kritik am anthropologischen Fundament einer hirnorientierten Todesdefinition.

Merkmal (b), der Verlust integrativer Selbststeuerung, wird wohl von den meisten und insbesondere von den ›offizielleren‹ Befürwortern der Hirntoddefinition als notwendige, aber erst zusammen mit Merkmal (c) hinreichende Todesbedingung betrachtet (vgl. BERNAT (252), BIRNBACHER (254), BUNDESÄRZTEKAMMER (259), PRESIDENT'S COMMISSION: „DEFINING DEATH" (81)). Innerhalb dieser ›hirnbiologischen‹ Position soll mit Merkmal (b) ein entscheidendes Element körperlicher Eigenständigkeit als lebensrelevant ausgezeichnet werden. Dabei wird auf die vom Organismus selbst bewirkte zentrale Aufrechterhaltung von Atmung und Kreislauf abgehoben, die sich maßgeblich von einem Zustand gänzlich maschineller Fremdsteuerung unterscheide. In ihrer Kritik an der Plausibilität dieser Argumentation treffen sich Anhänger der am Herztod wie der am Teilhirntod festgemachten Todesvorstellung (vgl. Beiträge in HOFF/IN DER SCHMITTEN (268), VEATCH (297)): Warum, so fragen sie, soll ausgerechnet die hirnstammlokalisierte Steuerung von Atmung und Kreislauf identitätsstiftend sein? Warum soll gerade sie die Eigenheit und Lebendigkeit eines Organismus ausmachen, nicht aber die Funktionsfähigkeit von Lunge und Herz selbst (deren maschinellen Ersatz wir doch offenkundig als verträglich mit dem Leben ansehen) und auch nicht die Rückenmarksfunktionen, die noch bei Hirntoten ›integrative‹ Reflexe tätigen?[7] Wird hier nicht allein zum Zwe-

---

7   Ein weiteres Problem für die ›hirnbiologische‹ Position liegt in der bisher notorischen Unsicherheit, den Ausfall wirklich aller – auch marginaler – Hirnfunktionen festzustellen (vgl. HALEVY/BRODY (265)).

cke der Abgrenzung gegen eine Teilhirntodvorstellung eine
eigentlich unbegründbare metaphysische Überhöhung des
Gesamthirns (insbesondere des Hirnstammes) vollzogen, die
ihre scheinbare Plausibilität einerseits aus der problematischen
Auszeichnung der Vitalfunktionen (so die Herztodgegner unter den Kritikern), andererseits aus der intuitiven Vorstellung
vom Gehirn als Sitz der menschlichen Identität (so alle Kritiker dieses Merkmals) beziehe?

Die Bedeutung von Merkmal (c) schließlich, des endgülti-
gen Verlusts aller Empfindungs- und Wahrnehmungsfähigkeit,
ist gleichfalls hochgradig strittig. Der Verlust jeglicher minimalen kognitiven Fähigkeit, der weder interner noch externer di-
rekter Beobachtung zugänglich ist, kann zwar nach überein-
stimmendem klinischen und neurophysiologischen Wissen
dann als sicher angenommen werden, wenn das Gehirn als
substantielle Basis aller kognitiven und affektiven Fähigkeiten
in seiner Gesamtheit abgestorben ist. Umstritten ist hingegen
die Frage, genau welche partiellen Gehirnläsionen für die
Realisierung von Merkmal (c) ausreichen. Auch wenn die
Diagnose eines irreversiblen Wahrnehmungs- und Empfin-
dungsverlusts in manchen Fällen sicher und sofort gestellt werden kann, bestehen hier generell begriffliche Differenzie-
rungsprobleme und – angesichts des komplex organisierten
und z. T. funktional regenerierbaren menschlichen Gehirns –
erhebliche Schwierigkeiten bei der anatomisch-physiologi-
schen Zuordnung und bei der Feststellung eines wirklich unwiederbringlichen mentalen Funktionsverlusts.

Wer allein Merkmal (c) für todesbedeutsam hält, mag diese
begrifflichen und praktischen Schwierigkeiten als Grund dafür nehmen, auf kriterialer Ebene dennoch immer das Abster-
ben des Gesamthirns zu verlangen. Eine solche gewissermaßen
auf Nummer sicher gehende (›tutioristische‹) Position vertreten etwa STEIGLEDER (293) und SCHÖNE-SEIFERT (288), während andere der Autoren, die allein Definitionsmerkmal (c) befürworten, jedenfalls in allen klaren Einzelfällen kriterial eine

Teilhirntod-Position vertreten (vgl. Veatch (297), diverse Beiträge in Zaner (302)).

Eine minimale geistige Komponente wirklich auf der praktisch-kriterialen oder auch nur auf der idealen begrifflichen Ebene für lebenskonstitutiv zu halten, erscheint Kritikern dieser Positionen unplausibel, moralisch unzulässig und gefährlich: Sie implizierten – deutlicher noch als der normative Personenbegriff (vgl. Abschn. 3.4) – ein reduktionistisches cartesianisches Menschenbild, diskriminierten die Träger defekten, aber gleichwohl unbestreitbar erhaltenen und würdigen Menschenlebens nicht nur als minderwertig, sondern durch einen kaschierenden semantischen Gewaltakt als ›tot‹ oder ›eigentlich tot‹ und lüden zu weiter gehenden Diskriminierungen anderweitig behinderter und belasteter Menschen (vgl. z. B. Huber (270)).

Ein gerade nicht reduktionistisches Menschenbild zur Grundlage ihrer Todesvorstellung zu machen, beanspruchen aber auch die reinen Merkmal-(c)-Befürworter: Natürlich habe Menschenleben irreduzibel eine körperliche *und* eine geistige Komponente – wie auch immer diese näher zusammenhingen. Diese trivialerweise ›holistische‹ Position müsse aber entgegen den sie für sich beanspruchenden Herztod-Befürwortern noch dahingehend präzisiert werden, dass beides notwendige Lebensbedingungen seien. Wenn also deren eine sicher und unwiederbringlich verloren gehe, sei das Leben erloschen. Des Weiteren handele es sich beim vollständigen und unwiederbringlichen Verlust der Empfindungs- und Wahrnehmungsfähigkeit keineswegs um eine Beeinträchtigung, die in irgendeiner graduellen Kontinuität mit mentalen Defekten, Ausfällen oder Latenzphasen gesehen werden könne. Abgrenzungsprobleme bestünden daher nur auf der Ebene der Feststellbarkeit, die allerdings sehr ernst zu nehmen seien und Anlass zu vorsichtigen Regelungen gäben.

Während die meisten der referierten Positionen bei aller inhaltlichen Unterschiedlichkeit an der Notwendigkeit eines einzigen und einheitlichen Todeskonzepts festhalten, gibt es durchaus auch Stimmen, die das Nebeneinander eines personalen und eines biologischen Todesbegriffs für die stimmigste und vernünftigste aller Lösungen halten – auch wenn hier zunächst ein erhebliches rechtliches und soziales Umdenken nötig werde (vgl. MCMAHAN (276)).

Wie man leicht sieht, verschränken sich in dieser Kontroverse verschiedenste Befürchtungen, Wertungs- und Meinungsdissense zu schwer analysierbaren Konglomeraten. Trotz der beschriebenen theoretischen Kontroversen jedoch und trotz der psychologischen Schwierigkeiten bei der Anerkennung des Hirntodkonzepts hat dieses offenbar bei der Mehrheit der Bevölkerung und der Mediziner Akzeptanz gefunden. Dies mag auch der Tatsache gedankt sein, dass das etablierte sorgfältige Verfahren der Hirntodfeststellung bisher keinen Anlass zu öffentlicher Sorge vor Missbrauch gegeben hat.

6   Organtransplantationen

6.1 Stand der Dinge

Seit den 1960er Jahren gehören Organverpflanzungen international zunehmend zum Repertoire der modernen Medizin; inzwischen sind sie großenteils als Standardbehandlung eingeführt und akzeptiert. In den Anfangszeiten der Transplantationsmedizin wurden häufig Fragen nach der grundsätzlichen ethischen Zulässigkeit von Organ-Implantationen, von postmortalen Organspenden und später von Lebend-Organspenden vor dem Hintergrund unseres anthropologischen Selbstverständnisses diskutiert. Inzwischen stehen längst ethische Fragen des Umgangs mit dem notorisch bestehenden Mangel an erwünschten Organen im Vordergrund (Systematik der ethischen Probleme bei ACH/ANDERHEIDEN/QUANTE (303)). Faktisch lautet die zugespitzte Kardinalfrage nun: Wie lässt sich das Organaufkommen auf ethisch akzeptable Weise steigern? (Aktuell: BREYER et al. (306), INSTITUTE OF MEDICINE (317), NATIONALER ETHIKRAT (321).) Im Detail geht es dann vor allem um unterschiedliche Regelungen der postmortalen Organspende, aber auch um Lebend-Organspenden, die hypothetische Beurteilung von Organverpflanzungen aus Tieren oder die Vertretbarkeit eines Organ-Handels. Gewissermaßen sekundär stellt sich das Problem, wie die viel zu knappen Organe unter den potentiellen Interessenten gerecht zu verteilen sind.

Rein zahlenmäßig liegt in der Transplantationsmedizin die Verpflanzung von Augenhornhäuten an der Spitze (ca. 4000/Jahr), gefolgt von Nieren (in Deutschland: etwa 2700/Jahr), Knochenmark (ca. 800/Jahr), Herz und Lunge (etwa 400 bzw. 250/Jahr).[1] Organtransplantate können aus lebenden Patienten

---

1   Diese Zahlen stammen (bis auf die etwas unsicheren Hornhaut-Angaben) von der Deutschen Stiftung Organtransplantation

entnommen werden, wie es regelhaft beim regenerierbaren Knochenmark und zunehmend häufig bei Nieren und Leberteilen geschieht (in Deutschland gegenwärtig 19 % bzw. 8 % der Nieren- bzw. Leberverpflanzungen). Aber fast alle übrigen Explantationen erfolgen posthum. Die Spender sind dann hirntot, werden aber bis zur Organentnahme intensivmedizinisch beatmet, weil die spätere Funktionstüchtigkeit des Organs von einer möglichst kurzen Unterbrechung der Sauerstoffversorgung abhängt (vgl. Abschn. 5.3). Die Wahrscheinlichkeit, dass ein verpflanztes Organ im Empfängerkörper funktioniert, hängt wesentlich von Organtyp, Grunderkrankung der Empfänger und immunologischer Verträglichkeit ab. Gerade dieser letztgenannte Parameter ist besonders problematisch und daher der zentrale Angriffspunkt medizinischer Bemühungen.

Während in den ersten Jahrzehnten der Transplantationspraxis die Prognose der Organfunktion entscheidend von einer möglichst weitgehenden Übereinstimmung des Gewebetyps von Spender und Empfänger abhing, hat in neuer und neuester Zeit der Einsatz wirksamer Medikamente zur Unterdrückung der Immunabwehr die prognostische Bedeutung der Gewebekompatibilität stark verringert. Für verpflanzte Nieren liegt die Funktionsquote inzwischen durchschnittlich bei fast 90 % nach einem Jahr – wobei die Langzeitaussichten aufgrund chronischer Abstoßungsreaktionen noch immer schlechter sind. Anders als bei Nierenverpflanzungen, für die immerhin die therapeutische, wenngleich sehr beschwerliche und auf Dauer schädigende Alternative einer regelmäßigen Blutwäsche (Dialyse) existiert, bestehen bei den Indikationen zur Herz-, Leber- oder Knochenmarkstransplantation keine dauerhaft wirksamen Behandlungsalternativen. Daher nimmt man

(DSO), die bisher Daten bis 2005 veröffentlicht hat. Vorläufige Angaben für 2006 finden sich auf der DSO-Homepage (310).

hier Erfolgschancen in Kauf, die immer noch deutlich niedriger liegen als für Nieren.

Erfolgreiche Organspenden werden von sehr vielen als das Geschenk neuen Lebens gesehen und von Tausenden dankbarer Patienten, die den häufig erbarmungswürdigen Zuständen eines Herz-, Leber- oder Nierenversagens entkommen sind, als solche bezeugt. Auf der Grundlage internationaler Studien wurde errechnet, dass die Organe von Verstorbenen, die potentiell als Spender geeignet sind, ausreichen würden, um den bestehenden Transplantatbedarf zumindest für die absehbare Zukunft vollständig zu decken (vgl. BREYER et al. (306), S. 337 f.). Faktisch jedoch bleibt die posthume Spenderate ganz erheblich hinter dem bestehenden Bedarf zurück – in Deutschland steht weniger als die Hälfte des potentiellen Organaufkommens tatsächlich für eine Transplantation zur Verfügung. Hierzulande sind daher gegenwärtig etwa 10 000 Patienten auf der Warteliste für eine Niere registriert; von den Patienten auf den (kürzeren) Wartelisten für Herzen oder Lebern sterben jährlich Hunderte. Über die grundsätzliche moralische Zulässigkeit von Organverpflanzungen herrscht, wie gesagt, in westlichen Gesellschaften weitgehende Übereinstimmung: Die beiden großen Kirchen sehen in Organspenden ein Geschenk der Nächstenliebe, und Meinungsumfragen belegen regelmäßig, dass 70–80 % der Bevölkerung im Prinzip posthum ein Organ spenden und tendenziell noch mehr im Bedarfsfalle ein Organ (als ›moralische Trittbrettfahrer‹?) empfangen wollen (vgl. FORSA (314) sowie BREYER et al. (306), S. 143 ff.). Gleichwohl gibt es unter dieser Oberfläche genereller Akzeptanz unterschiedliche Grundeinschätzungen in der Frage, wie ›selbstverständlich‹ die Bereitschaft zu tatsächlicher Postmortal-Organspende sein sollte. Die eine Seite macht geltend, dass die Zumutung einer posthumen Organentnahme für die meisten Menschen geringfügig sei, zumal man in der heutigen Transplantationsmedizin großen Wert darauf lege, den Spender-Leichnam pietätvoll zu behandeln, nach der Organentnahme ästhetisch wieder herzurichten und den Angehörigen zu einem ruhigen Abschiednehmen zugänglich zu machen. Angesichts des lebensrettenden Effekts für den Empfänger sei daher jeder Bürger gehalten, sich mit der Organspende-Thematik auseinanderzusetzen und jedenfalls immer dann eine posthume Spende zu verfügen, wenn er persönlich keine ernsthaften weltanschaulichen oder religiösen Gegengründe habe. Aus dieser Sicht wird eine bedingte ›moralische Pflicht‹ zur Organspende konstatiert, auch wenn diese nicht in eine Rechtspflicht übersetzt werden dürfe (vgl. BIRNBACHER (305), ETZIONI (311), SCHÖNE-SEIFERT (325)). Andere Stimmen finden die Rede vom Tod auf der Warteliste ›durch‹ die fehlende Spendebereitschaft verfehlt, veranschlagen die Zumutungen einer posthumen Organentnahme für Spender wie Hinterbliebene eher höher und sehen in Organspenden einen gewichtigen Akt tätiger Nächstenliebe, der aber weder selbstverständlich noch moralisch einklagbar sei. Sie pflichten daher denjenigen bei, die die Vorstellung einer moralischen Pflicht zur Organspende zurückweisen (vgl. FISCHER (313), NATIONALER ETHIKRAT (321)).

Diese in Abstufungen vorkommenden Grundhaltungen werden gewiss auch durch unterschiedliche Wahrnehmungen der Transplantationsmedizin als gesellschaftliche Praxis beeinflusst. Das öffentliche Bild einer im Dienst von Profiten oder Arztkarrieren skrupellos expandierenden Transplantationsmedizin, die sich weder am Wohl des Organempfängers noch an Wille und Würde des Spenders orientiert, hat sich — genährt durch medizinischen Paternalismus, verschiedene Skandale, ethische Kontroversen und, besonders in Deutschland, durch ein nicht ganz seltenes Unbehagen gegenüber der Hirntodkonzeption[2] — vielfach vor jenes andere Bild geschoben, das

2 Vgl. Abschn. 5.3; Daten und Diskussion von Einstellungen zum Hirntod bei BREYER *et al.* (306), S. 146 ff. Offensichtlich hält eine große Minderheit (von 30–40 %) der Bevölkerung und auch der

Organverpflanzungen als wunderbare Lebensgeschenke begrüßt. Wenn dieses andere Bild auch überaus berechtigt bleibt und die ihm entgegenstehenden Vorwürfe in ihrer Generalisierung und Einseitigkeit stark übertrieben sind, so lässt sich andererseits nicht leugnen, dass die absehbar grenzenlose Indikation zur Transplantation zunehmend Fragen aufwerfen wird (vgl. FOX/SWAZEY (315)), die zumindest sorgfältig in den Blick genommen werden müssen.

Solche intuitiven Einstellungen und Wahrnehmungen färben vermutlich auch die jeweiligen Urteile in der Debatte über die moralische Akzeptabilität verschiedener Maßnahmen zur Steigerung der posthumen Organspende, wie sie in den letzten 20 Jahren und gegenwärtig mit zunehmender Intensität in vielen Transplantationsländern geführt werden (aktuell dazu: BREYER et al. (306), INSTITUTE OF MEDICINE (317), NATIONALER ETHIKRAT (321)).

Eine erste und problemlose Strategie bestünde in Motivationskampagnen, die in der Öffentlichkeit ein spendefreundlicheres Klima herzustellen versuchten. Ob solche Bemühungen, die im Alltag und bei der Suche nach ›spektakulären‹ Wegen allzu leicht unterlassen werden, tatsächlich etwas bewirken könnten, wird kontrovers beurteilt. Ein Versuch wäre gleichwohl nur allzu gerechtfertigt.

Weitere ethisch unkontroverse Maßnahmen, deren Notwendigkeit zunehmend gesehen wird, wären diverse Schritte, die allesamt zu Verbesserungen beim Erkennen, Melden und Ansprechen *möglicher* posthumer Spender bzw. ihrer Angehörigen in den Krankenhäusern führen sollen. Man weiß inzwischen, dass in Deutschland gegenwärtig nur etwa 50 % dieser potentiellen Spender überhaupt als solche gemeldet und von ihnen wiederum nur etwa 60 % ›gewonnen‹ werden. Ursächlich hierfür sind offenbar in erster Linie organisatorische, finanziel-

---

Mediziner Hirntote nicht für ›wirklich‹ tot, sieht darin aber mindestens zur Hälfte keinen Grund, Organspenden abzulehnen.

le und motivationale Engpässe bei denjenigen Krankenhäusern und ihren Mitarbeitern, welche die betroffenen Angehörigen ansprechen und die (aufwendigen) Explantationen durchführen müssten (vgl. BREYER *et al.* (306), Kap. 4). Dass dabei auch die Sorge vor einer Überforderung, Belastung oder Überrumpelung der Angehörigen eine Rolle spielen mag, leuchtet ein. Positive Effekte könnten hier durch besseren Leistungsausgleich oder finanzielle Anreize für explantierende Krankenhäuser, durch effizientere Koordination oder eine Förderung der Gesprächskompetenz im Umgang mit den betroffenen Angehörigen erzielt werden. Neben solchen pragmatischen Schritten werden – ethisch kontroverser – vor allem alternative Spende-Reglements diskutiert.

6.2 Spenderegelungen

Wenn es um die Zulässigkeitsbedingungen postmortaler Organentnahmen zu Transplantationszwecken geht, vertritt kaum jemand die Radikalposition, eines Menschen Verfügungsrecht über den eigenen Körper ende mit seinem Tod, so dass seine Organe ihm einfach entnommen und an einen transplantatbedürftigen Spender weitergegeben werden dürften (vgl. dazu FEINBERG (312) und Beiträge in TOELLNER (328)). Eine solche ›Sozialpflichtregelung‹ wird ganz überwiegend als »ein tiefer Eingriff in das Selbstbestimmungsrecht der Betroffenen und möglicherweise darüber hinaus in ihre Glaubens- und Weltanschauungsfreiheit« gesehen und abgelehnt (NATIONALER ETHIKRAT (321), S. 24) und empfiehlt sich daher schon vor jeder tiefer gehenden ethischen Analyse nicht als Strategie zur Steigerung des Organaufkommens. Spielraum gibt es hingegen in der Kontroverse, ob Organentnahmen nur nach expliziter Vorausverfügung durch den Spender (*Zustimmungsregelung*) erfolgen dürfen oder ob dafür schon ein unterbliebener Einspruch als ›implizite Zustimmung‹ ausreicht (*Widerspruchsregelung*). Umstritten ist weiter, ob bei Verstorbenen, die sich zu

Lebzeiten dazu nicht geäußert haben, die Zustimmung – bzw. im Rahmen einer Widerspruchsregelung der ausbleibende Widerspruch – ihrer Angehörigen eine Spende legitimieren kann (sogenannte ›erweiterte‹ Regelungen).[3]

Nach dem seit 1997 geltenden Transplantationsgesetz, von dessen rechtssichernder Wirkung und Transparenz man sich vergeblich starke positive Impulse für die Spendebereitschaft erhofft hatte, besteht in Deutschland, wie in vielen anderen Ländern auch, die erweiterte Zustimmungsregelung. Vor diesem Hintergrund, so zeigen die Daten der letzten Jahre, gehen nur etwa 10 % der Bevölkerung tatsächlich den Schritt einer expliziten Spendeerklärung (in der Regel in einem Organspende-Ausweis). Die Mehrzahl schweigt sich zu Lebzeiten aus, so dass nun ersatzweise die Angehörigen eine Spende verfügen könnten. Dabei sind sie gehalten, soweit möglich als Sprachrohr des Verstorbenen zu dienen, sich also an dessen mutmaßlichem Willen zu orientieren. Nur wenn kein Anhalt über die eigenen Wünsche des potentiellen Spenders besteht, kommt den Angehörigen ein subsidiäres Entscheidungsrecht nach eigenem Dafürhalten zu. Von den tatsächlich realisierten postmortalen Spenden erfolgen in Deutschland nur knapp 6 % auf der Grundlage einer Erklärung im Organspendeausweis, etwa 90 % durch ›Sprachrohr‹-Verfügungen Angehöriger und die restlichen 4 % durch Angehörige ohne Kenntnis der Wünsche des Verstorbenen (DEUTSCHE STIFTUNG ORGANTRANS - PLANTATION (310)).

---

3   Hier lässt sich noch einmal zwischen einer Variante unterscheiden, bei der die Angehörigen ihren Einspruch ggf. von sich aus einlegen müssten, und einer ›Informationsregelung‹, wo die Angehörigen obligatorisch von der beabsichtigten Organentnahme in Kenntnis gesetzt werden müssen. Diese letzte Variante ist in manchen Ländern gesetzlich vorgeschrieben (z. B. in Frankreich), in anderen über die Rechtsvorschriften hinausgehender Usus (etwa in Spanien).

Diese weite Zustimmungsregelung erkennt einen Primat ausdrücklicher Selbstbestimmung, ersatzweise des mutmaßlichen Spenderwillens an (vgl. Abschn. 3.1), nachrangig jedoch auch die eigenen Interessen der Angehörigen, die ja von einer Organentnahme bei dem, den sie gerade verloren haben, emotional ebenfalls tangiert sind – darin durchaus auch Trost und Sinnstiftung finden und sehen können.

Auf den Primat der Spender-Autonomie berufen sich aber auch die Verfechter einer Widerspruchsregelung wie sie inzwischen in den meisten europäischen Ländern besteht (›eng‹ etwa in Italien, Luxemburg, Portugal oder Ungarn, ›erweitert‹ beispielsweise in Belgien, Finnland, Frankreich, Österreich oder Spanien). In aller Regel wird hier nicht etwa eine Sozialpflichtigkeit des Leichnams unterstellt, der konkrete Betroffene im Einzelfall widersprechen könnten. Vielmehr wird der oben genannte ubiquitäre empirische Befund geltend gemacht, dass die wenigsten Menschen zu Lebzeiten eine aktive Spendeentscheidung treffen, sich in entsprechenden Befragungen aber stark mehrheitlich mit einer Spende einverstanden erklären. Auch seien die meisten Bürger dazu bereit, die Organe verstorbener Angehöriger, die sich selber dazu nicht geäußert haben, entnehmen zu lassen. Diese Diskrepanzen werden als das Resultat von Verdrängung, Gedankenlosigkeit oder Desinteresse interpretiert, als mangelnde Bereitschaft, sich mit dieser Problematik im Voraus und gewissermaßen abstrakt zu befassen. Vor diesem Hintergrund und angesichts des Lebensrettungspotentials von Organspenden dürfe Zustimmung als Regelfall *unterstellt* werden. Selbstverständlich, meint auch diese Seite, sollten jemandes religiöse oder weltanschauliche Vorbehalte gegenüber einer Organspende bedingungslos respektiert werden. Dabei sei es jedoch mit seiner Autonomie völlig vereinbar, ihm die Artikulation seines Widerspruchs gegen eine Organspende zuzumuten.

Zahlen aus anderen Ländern lassen es wahrscheinlich aussehen, dass die Einführung einer Widerspruchsregelung in

Deutschland das Organaufkommen erhöhen würde, wirklich sicher lässt sich das allerdings nicht vorhersagen: Solche Kausalprognosen lassen sich deswegen schwer erheben, weil die Spendequoten in den Ländern mit Widerspruchsregelung sich wohl erhöht haben und im Mittel deutlich über der Quote in Deutschland liegen, aber immer auch das Resultat mehrerer Faktoren sind oder sein können – etwa der Öffentlichkeitsarbeit, des Vertrauens in die Medizin, des Engagements beteiligter Ärzte. Auch kann man nicht mit letzter Sicherheit ausschließen, dass die Einführung einer Widerspruchslösung über einen ›Protesteffekt‹ die Spendebereitschaft senken würde. Unter der Bedingung jedenfalls, dass potentielle Spender ihr Widerspruchsrecht informiert, unbeeinflusst und auf einfache Weise (beispielsweise über ein datengeschütztes Zentralregister) geltend machen können, schrumpfen die moralischen Unterschiede zwischen Zustimmungs- und Widerspruchsregelung und lassen eher eine Differenz in der Wahrnehmung von Autonomie-Respekt als in der Sache übrig.

Neben Zustimmungs- und Widerspruchsregelungen wird seit Jahren immer wieder ins Gespräch gebracht, jeden volljährigen Bürger dazu zu *verpflichten*, eine Erklärung zur postmortalen Organspende abzugeben – sei sie ablehnend, zustimmend oder delegierend. Die Realisierung einer solchen *Erklärungspflicht* könnte, so ist verschiedentlich vorgeschlagen worden, beim Ausstellen des Führerscheins oder des Personalausweises erfolgen. Manchen Kritikern erscheint bereits dies als Nötigung und Verletzung eines moralischen oder grundrechtlich geschützten Anspruchs auf selbstbestimmte Nicht-Erklärung. In Abwägung gegen die fatalen Folgen eines mehrheitlich nicht gewollten und nicht aktiv mitverantworteten Organmangels scheint diese rigide Position aber wenig überzeugend – so auch für den Nationalen Ethikrat, der sich kürzlich für eine Erklärungsregelung ohne rechtliche Verpflichtung, aber in Kombination mit einer erweiterten Widerspruchsregelung ausgesprochen hat (vgl. (321)). Hiernach würde eine trotz dringender Bitte und geeigneter struktureller Vorgaben *nicht* erfolgende Spende-Entscheidung mit Kenntnis aller Betroffenen als Zustimmung ausgelegt, gegen die im eintretenden Todesfall die Angehörigen allerdings noch Einspruch erheben könnten.

6.3 Verteilungsfragen

Die Verteilung der bisher notorisch knappen Organe wirft natürlich Gerechtigkeitsfragen auf (vgl. Beiträge in NAGEL/FUCHS (320)). Systematisch handelt es sich hierbei um einen Teilaspekt der allgemeinen Allokationsproblematik mit Bezug auf medizinische Ressourcen (siehe unten Kap. 8), wobei das Besondere hier darin liegt, dass die Knappheit nicht am Gelde hängt und es sich somit nicht um relative, sondern um absolute Knappheit handelt.

Ein wesentlicher Fairness-Eckpunkt der in Deutschland auf der Grundlage des Transplantationsgesetzes geltenden Regelung ist die Vergabe von Organen nach Maßgabe einer bundeseinheitlichen Warteliste, die wiederum an einen europäischen Länderverbund (Eurotransplant mit Sitz in Leiden) angeschlossen ist. Damit sind Wohn- und Behandlungsort eines Patienten, seine Zahlungsfähigkeit, der Familienstatus oder die gesellschaftliche Stellung sowie prinzipiell auch sein Alter als Vergabekriterien ausdrücklich ausgeschlossen.

Dadurch haben sich die Verteilungskriterien kaum der öffentlichen Kritik ausgesetzt gesehen – obgleich weitere Probleme sehr wohl bestehen. Die Organverteilung erfolgt in der Regel nach drei Hauptkriterien: der Gewebeverträglichkeit als Indikator für die Erfolgsaussichten (insbesondere bei Nieren), der Dringlichkeit (bei Herzen und Lebern) und der Wartezeit. Damit stellen sich etwa folgende Fragen:

(a) Wenn doch die Gewebeverträglichkeit inzwischen nicht mehr den Status einer notwendigen Voraussetzung, sondern lediglich eines prognostischen Faktors für die Funktionsfähigkeit des Organs hat (s. o.), warum sollen dann nicht auch andere prognostische Faktoren für eine lange Funktionsdauer (Alter, Allgemeinzustand, sekundäre Erkrankungen) berücksichtigt werden?

(b) Wie sollen bei Herzen oder Lebern die beiden z.T. unabhängigen Faktoren Dringlichkeit und Erfolgschance gegeneinander aufgewogen werden? (Beispiel: Patienten mit Leberzell-Karzinom, die wegen erhöhter Dringlichkeit (Todesgefahr) und gleichzeitiger relativer Fitness (meist ziemlich jung) hoch ›gerankt‹ werden, insgesamt aber wegen Mikrometastasen u. Ä. eine schlechte Prognose haben.)

(c) Welche Rolle soll eine ›Selbstverschuldung‹ der Grunderkrankung (beispielhaft: Alkoholmissbrauch als Ursache einer Leberzirrhose) bei der Organzuteilung spielen?

(d) Und wie schließlich sollen die ›medizinischen‹ Kriterien Dringlichkeit und Erfolgsaussicht gegen die – Chancen egalisierende – Wartezeit verrechnet werden?

Es ist offenkundig, dass diese und andere Fragen nicht kraft medizinischer Expertise beantwortet werden können, sondern nach einer Theorie fairer Rationierung verlangen – genauso wie alle übrigen medizinischen Allokationsprobleme. In der Transplantationsmedizin allerdings werden sie überwiegend nicht als Gerechtigkeitsprobleme verhandelt, sondern als prozedural-medizinische Fachfragen den Experten bei Eurotransplant bzw. der Bundesärztekammer überantwortet.

Die meines Wissens einzige für die Organvergabe spezifische Lösung, wie sie im deutschsprachigen Raum besonders von Hartmut Kliemt ausgearbeitet wurde (vgl. KLIEMT (318)), ist unter der Bezeichnung ›Clubmodell‹ oder ›Reziprozitätsregelung‹ in Umlauf gekommen. Bei deren radikaler Variante würden unter geschäftsfähigen Bürgern nur diejenigen als Organempfänger in Frage kommen, die auch für sich selber eine postmortale Organspende-Erklärung abgegeben haben. Nach der schwächeren Variante würden Organspender zumindest Bonuspunkte auf der Warteliste erhalten, wenn sie eines Tages selbst eines Transplantats bedürften. Damit hätte man nicht nur ein zusätzliches Verteilungskriterium gewonnen, sondern würde über eine letztlich egoistische Motivation zur Organspende voraussichtlich auch das Transplantat-Aufkommen erhöhen. Zugleich wäre die Möglichkeit des als eminent unfair empfundenen moralischen Trittbrettfahrens unterbunden. Andererseits müsste man sich dann von der ehernen (und unrealistischen?) Vorstellung verabschieden, Organspenden müssten immer rein altruistisch motiviert sein (vgl. TITMUSS (327)).

6.4 Lebendspenden und ›Organhandel‹ und Xenotransplantationen

Um die Wahrung von Altruismus und Selbstbestimmung bei der Organspende geht es auch bei einem anderen Teilproblem der Transplantationsmedizin, der Lebend-Organspende. Diese kommt prinzipiell für paarige Organe (Nieren), Organteile (Leber) und natürlich für regenerierbare Organe (Knochenmark) in Frage, wobei der Spender − außer im letztgenannten Fall − vergleichsweise seltene gesundheitliche Risiken eingeht, die vom operativen Eingriff herrühren oder die Funktion des Restorgans betreffen. Aus Sorge um die Freiwilligkeit solcher Lebend-Organspenden, die innerfamiliär durch psychischen Druck, außerfamiliär durch Bezahlung, Bestechung oder Erpressung gefährdet sein könnte, werden Lebend-Organspenden in vielen Ländern, so auch in Deutschland, sehr restriktiv gehandhabt. Zugelassen werden hierzulande Organspenden nur nach eingehender Einzelfallprüfung durch eine dafür eingesetzte Kommission und nur zwischen Verwandten, Eheleuten und Lebenspartnern. Diskutiert wird allerdings gegenwärtig die im Transplantationsgesetz noch nicht vorgesehene, ethisch aber ganz unbedenkliche ›cross-over‹-Spende, bei der zwei dafür geeignete Spender-Empfänger-Paare zwecks höherer Immunkompatibilität überkreuz spenden/empfangen.

Mit Lebendspenden lassen sich, wegen der mit ihnen einhergehenden positiven Spenderselektion und wegen der Möglichkeiten umsichtiger Planung und Qualitätssicherung bei der Organübertragung, medizinisch insgesamt bessere Ergebnisse erzielen als mit postmortalen Spenden. Andererseits ist hierbei die ›Eindringtiefe‹ der letztlich den Spender ja doch beschädigenden Organgewinnung ungleich größer als bei der Entnahme von Organen aus Leichnamen. Auch sind die psychologischen Folgen einer Spendeverweigerung, aber auch einer realisierten Spende für beide Betroffenen potentiell erheblich: nachträgliche Reue-, lebenslange Schuld- oder Verpflichtungsgefühle mögen Beziehungen erheblich belasten − aber natürlich können Stolz, Dankbarkeit und die Freude über das gemeinsam ermöglichte neue Leben auch eine Quelle vertieften Glücks sein.

Ein Sonderfall der Lebendorgan›spende‹ − dezidiert nichtfreiwillig − wurde insbesondere in den späten 1980er Jahren für sogenannte anenzephale Neugeborene diskutiert, d. h. für Babys ohne oder mit nur geringfügig angelegten Hirnstrukturen und einer entsprechend minimalen Lebenserwartung von Tagen bis Wochen (vgl. CAPRON (308)). Nicht wenige betroffene Eltern wünschen sich unter solchen Umständen, wenigstens die Organe ihres Kindes spenden zu dürfen. Die geltenden Hirntodtests wären bei diesen jedoch aus ›technischen‹ Gründen nicht anwendbar, so dass entweder die Hirntodkriterien erweitert oder aber das Grundprinzip aufgegeben werden müsste, dem zufolge ›postmortale‹ Organe nicht von Sterbenden, sondern nur von dezidiert Toten gewonnen werden dürfen (*dead-donor-rule*; siehe ARNOLD/YOUNGNER (304)). Auch diejenigen, die solche Organvergaben, wenn sie denn von den Eltern gewünscht würden, grundsätzlich befürworten, sehen die bedenklich hohen moralischen Kosten solcher ›Normenmanipulationen‹ wohl überwiegend als entscheidenden Gegengrund.

Die *dead-donor-rule* spielt auch noch in einer anderen Transplantationsdebatte eine Rolle, nämlich in der Diskussion um ›pulslose Spender‹ (*non-heart-beating donors*). Hier geht es um die Frage, ob auch solche Patienten als ›postmortale‹ Spender fungieren dürfen, bei denen primär kein Hirntod, sondern ein Herzstillstand eintritt, welcher aber entschiedenermaßen nicht durch Wiederbelebungsversuche konterkariert werden wird – sei es, weil die Patienten selbst dies so entschieden oder vorausverfügt haben oder weil eine Reanimation ihrem Wohl eindeutig nicht mehr diente. Würde man solchen Patienten zehn oder fünfzehn Minuten nach Eintritt des Herzstillstandes die dann noch ›fast durchbluteten‹ Organe entnehmen, dann geschähe dies zu einem Zeitpunkt, an dem es eindeutig zu keinem spontanen Wiedereinsetzen des Herzschlags mehr kommen könnte. Wohl aber könnte ein aktiver Wiederbelebungsversuch, kontrafaktisch, denn auf solche Versuche soll ja gerade verzichtet werden, unter Umständen noch erfolgreich sein. Biologisch besteht hier also noch keine sichere *Irreversibilität* des Herztods – etwas, was aber zumindest zu unserem herkömmlichen Todesbegriff durchaus dazugehört. In zahlreichen US-amerikanischen und europäischen Zentren, etwa in der Schweiz oder den Niederlanden, werden nach genauen Vorschriften und mit akribischen Protokollen, solche Spender gleichwohl akzeptiert. Diese Praxis erlaubt, mit Zustimmung der Spender, den Gewinn zusätzlicher Organe unter guten physiologischen Bedingungen, hat aber einen deutlichen Preis: Entweder muss die besagte *dead-donor-rule* aufgegeben werden; die Organentnahme fände ja nicht bei Toten, sondern bei Sterbenden statt. Formal würden diese sogar durch die Organentnahme ›getötet‹, allerdings mit eigener Zustimmung und nur eine sehr kurze Zeit (20 Minuten?), bevor sie sicher ohnehin tot wären, nämlich einen dann auch biologisch irreversibel gewordenen Herzstillstand aufwiesen. Oder man müsste, um diese Patienten als Tote auffassen zu können, den herkömmlichen Todesbegriff verändern und ihn von der Bedingung absoluter biologischer Irreversibilität lösen (vgl. ARNOLD/YOUNGNER (304), INSTITUTE OF MEDICINE (317), MCMAHAN (276)). Die deutsche Bundesärztekammer hat diesen Preis der unterstellbaren Normen- oder Begriffsmanipulation in einem so heiklen Bereich wie dem des Sterbens wohl für zu hoch gehalten und diesen Überlegungen – anders als andere Länder – von vornherein eine Absage erteilt (siehe BUNDESÄRZTEKAMMER (307)).

Eine von mir bisher noch nicht diskutierte Antwort auf den Organmangel sind *Organverkäufe*, wie sie in zahlreichen ärmeren Ländern zugunsten wohlhabender und vor allem ausländischer Empfänger längst an der Tagesordnung sind. Innerhalb der Industrienationen wird eine Kommerzialisierung der Organspende moralisch und rechtlich ganz überwiegend abgelehnt; weltweit ist sie zumeist illegal und massiv strafbewehrt. Und dennoch hat sich vor allem in Ländern der Dritten Welt ein Organ-Schwarzmarkt entwickelt, der in erster Linie Vermittler und Zwischenhändler bevorteilt, welche an den Transplantaten meist sehr viel mehr verdienen als die Spender selbst. Überdies fördert er kriminelle Machenschaften (immer wieder wird von Explantations-Morden an entführten Kindern und Frauen berichtet) und verhindert Qualitätskontrollen im Umgang mit den transplantierten Organen bzw. in der postoperativen Versorgung der beteiligten Personen.

Nicht in allen Fällen wird man dabei die Spenden ethisch einfach als fremdbestimmt und damit unzulässig abtun können. Wenn etwa ein indischer Familienvater nach reiflichem Überlegen eine Niere verkauft, um auf diesem einzigen Weg, der ihm dafür offensteht, die Ausbildung seiner Kinder finanzieren zu können, so ist seine Entscheidung nach allen vernünftigen Kriterien autonom zu nennen (vgl. Abschn. 3.1). Solche Spendeverkäufe moralisch zu verpönen und rechtlich zu sanktionieren, erscheint nicht wenigen zynisch und verlogen – wenn doch die eigentlichen Gründe und Skandale die Perpetuierung der globalen Ungleichverteilung und Weltarmut und das Ausnutzen dieser Umstände durch dubiose Vermittler, schlechte Versorgung der Spender und das Zahlen von *dumping*-Preisen sind.

Vor dem Hintergrund des anhaltenden Organmangels mehren sich zudem Stimmen, die in einer begrenzten Spende-Kommerzialisierung ethisch insgesamt noch das vergleichsweise kleinste Übel sehen (vgl. zu dieser Debatte: BREYER *et al.* (306), INSTITUTE OF MEDICINE (317), SCHÖNE-SEIFERT (325), TAUPITZ (327)). Die Vorschläge reichen hier von bezahlten Lebendspenden bis zu geldwerten Leistungen für posthume Spenden, wobei – das ist zu betonen – ausschließlich Modelle mit zentral regulierter Kompensation erwogen und diskutiert werden. Immer bliebe bei diesen Regelungen der Organempfang gänzlich unabhängig von der individuellen Zahlungsfähigkeit, der von Bereitschaft zu Schmuddelgeschäften und von gefahrenträchtiger Spenderselektion.

Am weitesten gehen die Vorschläge mancher Autoren, die bezahlte Lebendspenden unter den Bedingungen von Preisbindung und Kostenerstattung durch die Krankenversicherungen verfechten (vgl. etwa GAERTNER/AUMANN (316)). Aus ihrer Sicht würden damit Transparenz, Qualität und Zugangsgerechtigkeit befördert, während die ethische Vorzugswürdigkeit altruistischer Spenden unter den bestehenden Bedingungen mangelnder Spendebereitschaft kein hinreichendes Argument mehr dafür hergebe, potentiellen Spendern wie Empfängern den freiwilligen Zugang zu einem derart regulierten Organ›markt‹ zu verwehren. Andere Autoren lehnen diese Vorschläge als unethisch und gefährlich sehr dezidiert ab (vgl. RADIN (323), SCHEPER-HUGHES/WACQUANT (324)).

Ein vertretbarer Weg könnte darin bestehen, die angebotenen Kompensationen ausschließlich auf postmortale Organe und deren Verkauf durch ihre Besitzer zu Lebzeiten zu beschränken (vgl. MAHONEY (319)). Hier reichen die vorge-

brachten und zu diskutierenden Vorschläge von Geldzahlun-
gen (vorab oder im Todesfall an die Hinterbliebenen) über
Steuervorteile, eine Übernahmezusage der künftigen Beerdi-
gungskosten, eine Minderung der Krankenkassenbeiträge bis
zu einer im Namen des Spenders erfolgenden Zuwendung an
eine karitative Institution. Das allgemeine Unbehagen wäre
hier gewiss und zu Recht erheblich kleiner als bei bezahlten
Lebendspenden.

Einen ganz anderen möglichen Ausweg aus der Organknappheit hofft man seit Jahren in der Verwendung von Tier-
organen (*Xenotransplantationen*) zu finden. Trotz intensiver
Forschung, in letzter Zeit vor allem an und mit Schweineorga-
nen, ist diese Technik jedoch schon aus medizinischen Gründen weit von einer Anwendung an Menschen entfernt.
Hauptprobleme sind die Infektionsgefahr durch mitübertrage-
ne Viren; ein relativ zur Mensch-zu-Mensch-Transplantation
noch erhöhtes Abstoßungsrisiko und eine mangelhafte Organfunktion. Darüber hinaus wirft die Xenotransplantation
eine Reihe ethischer Fragen auf, die vom Tierschutz (Nutzung und spezielle Haltung von Spender-Tieren) über Risiko-
zumutungen nicht nur für den potentiellen Empfänger oder
Verteilungsfragen bis hin zum anthropologischen Grundverständnis reichen (vgl. ACH/ANDERHEIDEN/QUANTE (303) und
QUANTE/VIETH (322)).

7   Zum Umgang mit Fortpflanzungsmedizin und Embryonen

In den letzten Jahrzehnten hat die moderne Fortpflanzungs-medizin zunehmend Möglichkeiten der assistierten Repro-duktion bereitgestellt – primär, um Paaren mit einem auf na-türlichem Wege nicht erfüllbaren Kinderwunsch zu helfen. Schon die Befruchtung mit Hilfe gespendeter Spermien, die seit den späten 1950er Jahren Einzug in die Fortpflanzungsme-dizin fand, stieß dabei auf vielerlei ethische Bedenken. Um wie viel mehr aber war dies bei der Befruchtung außerhalb des Mutterleibes der Fall, mit deren Hilfe 1978 in England das ers-te ›Retortenbaby‹ geboren wurde! Jetzt, etwa dreißig Jahre spä-ter, ist diese Methode der In-vitro-Fertilisation (IVF) längst weltweit etabliert: Allein in Deutschland verdanken jährlich etwa 10 000 Babys ihr Leben diesem Verfahren, und es gibt bereits etliche weitere Reproduktionstechniken, deren Durch-führung bei Menschen ethische Fragen aufwirft.

Hierzu gehört auch der Einsatz genetischer Diagnostik zur Feststellung von Chromosomenstörungen, krankheitsbedin-genden genetischen Mutationen oder Fehlentwicklungen zum Zwecke vorgeburtlicher Nachkommen-Selektion (vgl. Abschn. 4.3 und 7.3). Und schließlich interessieren sich Wis-senschaftler seit einigen Jahren zunehmend für die ›verbrau-chende‹ Forschung an frühen menschlichen Embryonen[1] – ge-

---

1   Die medizinische Terminologie unterscheidet genau genommen zwischen folgenden Bezeichnungen: ›Prä(implantations)embryo‹ für die Leibesfrucht in den ersten 14 Tagen der Entwicklung, an-schließend bis zum Ende der 8. Woche ›Embryo‹, anschließend bis zur Geburt ›Fetus‹. Ich verwende hier und im Folgenden aus begriffsökonomischem Grunde ›Embryo‹ zur Bezeichnung aller vorgeburtlichen Stadien, deren moralische Unterschiedenheit ja erst erwiesen werden müsste.

genwärtig vor allem, um embryonale Stammzellen zu gewinnen, von denen viele sich auf längere Sicht Erkenntnisse und Ansätze für die Behandlung zahlreicher schwerster Erkrankungen erhoffen.

Alle diese Optionen werfen ethische Fragen auf und geben Anlass zu sehr kontroversen, ja teils erbitterten ethischen, rechtlichen und biopolitischen Auseinandersetzungen über den zulässigen Umgang mit menschlichen Embryonen in ihren verschiedenen Entwicklungsstadien. Systematisch steht im Mittelpunkt der meisten dieser Debatten die Frage nach dem ›moralischen Status‹ des menschlichen Embryos (vgl. GLOVER et al. (340), LEIST (167)). Denn nur, wenn zutrifft, dass ein Embryo — jedenfalls in der Entwicklungsphase, um die es jeweils geht — weniger schützenswert ist als ein geborener Mensch, könnten weitere Erwägungen, etwa hinsichtlich elterlicher Interessen, des späteren Kindeswohls, der Belange künftiger Patienten oder der gesellschaftlichen Vor- und Nachteile einer zur Diskussion stehenden Umgangsweise mit Embryonen, den Ausschlag für die ethische Bewertung dieses Umgangs geben. Entsprechendes gilt offenkundig auch für das schon alte Problem der ethischen Beurteilung von Schwangerschaftsabbrüchen im Allgemeinen.

7.1 Der moralische Status vorgeburtlichen menschlichen Lebens

Bei der Bewertung all derjenigen Handlungszusammenhänge, in denen die vermeintliche Befriedigung von Eltern-, Patienten- oder Gesellschaftsinteressen das Töten oder Sterbenlassen von Embryonen erfordern oder riskieren würde, stellt sich als erstes die Frage danach, welche grundsätzlichen moralischen Verpflichtungen wir gegenüber menschlichen Embryonen um ihrer selbst willen haben. Diese Frage wird allgemein als diejenige nach dem ›moralischen Status‹ bzw. nach dem ›rechtsethischen Status‹ bezeichnet; denn offenkundig werden an dieser

Stelle neben ethischen auch verfassungsrechtliche Grundfragen berührt.

Außer in denjenigen seltenen Fällen, in denen eine Schwangerschaft das Leben der betreffenden Frau in Gefahr bringt, sind Abtreibungen ebenso wie alle anderen Maßnahmen, die das Leben oder die körperliche Integrität eines Embryos verletzen oder gefährden, in ihrer ethischen Zulässigkeit daran geknüpft, dass Embryonen eben nicht der ›volle‹ rechtsethische Status zukommt (vgl. ACH (119), LEIST (168), MERKEL (347)). Hoch emotional kollidiert in dieser Frage die Position der Unverfügbarkeit allen menschlichen Lebens mit Überzeugungen, denen zufolge eine Lebensschutzpflicht gegenüber der Leibesfrucht erst mit dem Erreichen bestimmter Entwicklungsstufen oder der Ausbildung bestimmter Merkmale besteht. In der Diskussion sind hier die Einnistung des frühen Embryos in die Gebärmutterschleimhaut der Schwangeren, der morphologische Beginn seiner Hirnentwicklung, der Beginn von Empfindungsfähigkeit, Bewusstsein, Selbstbewusstsein oder der Zeitpunkt der Geburt (vgl. Abschn. 3.4).

Verfassungsrechtlich wird die Statusfrage ebenso kontrovers diskutiert wie in der Ethik (vgl. MERKEL (347), NATIONALER ETHIKRAT (349), (350) und (351), PICKER (355)). Einerseits lässt sich dem Wortlaut des Grundgesetzes durchaus kein voller Würde- und Grundrechtsschutz für Embryonen entnehmen, andererseits hat das Bundesverfassungsgericht in seinen Urteilen zum Schwangerschaftsabbruch 1975 und 1993 bereits das beginnende menschliche Leben unter den Würdeschutz gestellt, zugleich jedoch vom Staat die Bereitstellung von Abtreibungskliniken gefordert – eine Haltung, die nicht wenige für vollkommen inkonsistent halten (vgl. MERKEL (347)). Bei dieser Ausgangslage wird auch der Verfassungsdiskurs zu einer genuin ethischen Argumentation. Das Argument von der Menschenwürde wird wohl in keinem anderen Kontext der Bioethik so häufig gebraucht wird wie mit Bezug auf Embryonen. Angesichts dieses Befundes ist dies Argument so lange eine weitgehend ›leere‹ rhetorische Waffe, wie es nicht genauer analysiert und begründet wird – indem man in die Statusdebatte eintritt. So gesehen ist es nicht verwunderlich, dass nicht wenige Untersuchungen zur Vielschichtigkeit des ethischen Menschenwürde-Begriffs ihren Ausgang von normativen Fragen des Embryonenschutzes nehmen (vgl. BIRNBACHER (332), SCHÖNE-SEIFERT (357)).

Wer das Leben eines menschlichen Embryos von Anbeginn an, also vom Abschluss des Befruchtungsvorgangs der Eizelle an, für unverfügbar hält, tut dies häufig aus religiösen Gründen (vgl. KONGREGATION FÜR DIE GLAUBENSLEHRE (344), RAT DER EVANGELISCHEN KIRCHEN DEUTSCHLAND (284), SCHOCKEN-HOFF (356)). Nach diesem Verständnis steht menschliches Leben als Schöpfung Gottes von Anbeginn an in dessen Schutz und Liebe. Daneben gibt es zahlreiche säkulare Versionen der Unverfügbarkeitsposition, die sich nicht ausdrücklich auf Glaubenspostulate stützen (vgl. beispielsweise die meisten Pro-Beiträge in DAMSCHEN/SCHÖNECKER (335)). Beide Gruppen konvergieren gleichwohl darin, dass sie sich zumeist auf ganz bestimmte sehr formale Eigenschaften des Embryos beziehen, die aus ihrer Sicht einzeln oder in Kombination dessen ›vollen‹ moralischen Status begründen, ihn also hinsichtlich seiner Würde- und Schutzansprüche jedem geborenen Menschen gleichstellen. Vier solcher Argumente lassen sich ausmachen, die in der Debatte einen geradezu klassischen Stand haben und gemeinsam – nach ihren jeweiligen Anfangsbuchstaben neuerdings auch als ›SKIP‹-Argumente bezeichnet werden (vgl. DAMSCHEN/SCHÖNECKER (335)). Es sind dies:

(a) die Zugehörigkeit des Embryos zur menschlichen *Spezies*;
(b) die *Kontinuität* in der Entwicklung des Embryos;
(c) die *Identität* des Embryos mit dem möglicherweise aus ihm entstehenden Kind;
(d) die *Potentialität* des Embryos, also dessen Entwicklungsfähigkeit hin zu einem lebensfähigen Kind.

Diese Standardargumente spielen, oft als apodiktische Hinweise, auch in der öffentlichen Diskussion eine prominente Rolle und sind sicher für viele jedenfalls auf den ersten Blick plausibel. Sie stehen auch insofern im Zentrum der meisten Debatten um den embryonalen Status, als die Kritiker eines ›vollen‹ Status menschlicher Embryonen diese Argumente meist ausdrücklich zu entkräften versuchen (vgl. ACH (119), die Contra-Beiträge in DAMSCHEN/SCHÖNECKER (335), HOERSTER (71), LEIST (168), MERKEL (347), SINGER (116), Kap. 6). Einige ihrer Einwände seien im Folgenden knapp skizziert:

Gegen (a): Eine Privilegierung der bloßen Gattungszugehörigkeit lasse sich ohne Ansehen der konkreten Eigenschaften des Individuums, um das es gehe, ebenso wenig rechtfertigen wie etwa eine Privilegierung seiner Geschlechtszugehörigkeit. Auch wenn Menschsein in hohem Maße ein Indikator für das Vorliegen moralisch relevanter Bedürfnisse sei, liege zwischen beiden weder ein notwendiges noch ein hinreichendes Bedingungsverhältnis vor.

Es lässt sich im Übrigen, meine ich selbst, die anfängliche, intuitive Attraktivität des Speziesarguments sehr wohl damit erklären, dass unsere moralischen Dispositionen (u. a. zum Lebensschutz gegenüber anderen Menschen) in erheblichem Maße affektiv ausgelöst werden – und daher vor so »personenähnlichen Nichtpersonen« (ENGLISH (336), S. 241), wie Embryonen es mit zunehmender Entwicklung werden, nicht Halt machen.

Gegen (b): Die These, es gebe in der kontinuierlichen Entwicklung von der befruchteten Eizelle zum Kinde keine moralisch relevanten Einschnitte, trifft in den Augen derer von vornherein nicht zu, die etwa die Einnistung oder die Entwicklung der Empfindungsfähigkeit als statusrelevante Einschnitte auffassen. Aber selbst wenn die Ausgangsthese richtig sei, folge daraus noch lange nicht, dass eine Zuschreibung des Lebensrechts sich, um ›willkürfrei‹ zu sein, auf den Anfang der Entwicklung festlegen müsse. Vielmehr gelte von graduellen Begriffen im Allgemeinen, dass das Fehlen exakter Grenzen gleichwohl eine Unterschiedenheit nicht ausschließe: Beispielsweise seien die Eigenschaften ›hell‹ und ›dunkel‹ oder ›groß‹ und ›klein‹ in vielen Fällen deutlich zuschreibbar und voneinander klar verschieden, auch wenn es auf der Skala des Immer-Heller-Werdens keinen scharfen Umschlagpunkt von dunkel zu Hell gebe (vgl. das antike Sorites-Paradox).

Gegen (c): Die Behauptung der Identität zwischen Embryo und späterem geborenen Menschen leuchte aller retrospektiven Identifizierung (›X war früher einmal ein Embryo‹) zum Trotz nur deswegen zunächst ein, weil sie den schwachen Begriff bloßer numerischer Identität gebrauche. Um eine Status-Identität zwischen Embryo und Kind zu begründen, müsse jedoch ein viel anspruchsvolleres Konzept der Identität herangezogen werden, welches nicht einfach vorauszusetzen, sondern erst zu begründen sei. Auch bestehe bei Embryonen in den ersten 14 Tagen ihrer Entwicklung nicht einmal die besagte numerische Identität mit dem später ggf. geborenen Kind sicher, da es in dieser Phase noch zu einer Mehrlingsbildung kommen könne (so etwa FORD (339)).

Gegen (d): Zwar werde der Embryo, wenn er hinreichend gesund sei und sich in dazu geeigneter Umgebung (schwangerer mütterlicher Organismus) befinde, sich zu einem Wesen mit vollem Status entwickeln. Aber bei Merkmalen, die *aktualisiert* moralische Ansprüche begründen, werde in keinem anderen normativen Zusammenhang bereits deren bloße Erwartbarkeit als hinreichend dafür gewertet, diese Ansprüche zuzuschreiben. Ein Prinz, so die klassischen Beispiele, habe eben noch nicht die Rechte des Königs, der Führerschein-Anwärter dürfe noch nicht ohne Fahrlehrer Auto fahren. Verfechter des Potentialitäts-Argumentes blieben eine überzeugende Erklärung dafür schuldig, warum dies ausgerechnet bei Embryonen anders sein sollte, warum die embryonale Potentialität (biologisch: Totipotenz, also die Fähigkeit zur Ganzheitsbildung) eine so bedeutsame Eigenschaft sei.

Gewiss geht es dem Potentialitäts-Argument nicht darum, Eizellen oder Embryonen als ›knappe Ressource‹ zu schützen, um möglichst viele Menschen auf die Welt kommen zu lassen. Eine solche ›funktionale‹ Erklärung liegt vielleicht intuitiv nahe und verleiht dem Argument daher eine anfängliche Überzeugungskraft, weil wir nach verbreiteter Überzeugung zukünftige Menschen zeugen sollten – jedenfalls solange wir die Umweltbedingungen nicht so nachhaltig zerstört haben, dass menschliches Leben zu einer einzigen Qual würde. Diese Überzeugung verpflichtet aber allenfalls zu einer insgesamt positiven ›Fortpflanzungsbilanz‹ (mit Sicherheit erheblich niedriger als das katastrophale gegenwärtige bzw. künftige Bevölkerungswachstum in der Dritten Welt) und impliziere keine Schutzpflichten gegenüber konkreten Embryonen – und dies auch nicht ›um ihrer selbst‹ willen, wie das Potentialitäts-Argument es aber fordert (vgl. Schöne-Seifert (358)).

Auch ist die vielleicht verbreitete Vorstellung von Totipotenz als einer zauberhaften Kraft, die den Embryo von sich aus zur Entfaltung bringe, falsch. Nicht nur müssten zu dieser ›Entfaltung‹ zahllose Signale des mütterlichen Organismus beitragen, sondern im Prinzip könne auch jede Körperzelle durch geeignete biochemische Manipulation ›embryonalisiert‹ werden.

Schon früher wurde auf die problematisch-absurde Reichweite eines konsequenten Potentialitäts-Arguments hingewiesen, dass vielleicht auch menschliche Ei- und Samenzellen und gewiss doch befruchtete Eizellen im Vorkernstadium zu schützen nötige. Doch die neueren Einsichten der Reproduktionsmedizin, denen zufolge Totipotenz als ein bestimmter Aktivierungszustand des Zellkerns aufzufassen ist, der sich ubiquitär an- und abstellen lässt, hätten die Plausibilität des Potentialitäts-Arguments noch zusätzlich geschwächt (vgl. Ach/Schöne-Seifert/Siep (329), FitzPatrick (338)). Nach meiner

Einschätzung liegt dem Urteil vieler Menschen zum angemessenen Umgang mit frühen Embryonen dennoch ein gefühlsmäßiges Einverständnis mit dem Potentialitäts-Argument zugrunde, das aus den vorangehend genannten Missverständnissen gespeist sein mag.

Die skizzierten Argumente gegen einen vollen Status *ab ovo* müssen, um eine vollständige Antwort auf das Status-Problem zu geben, von ihren Vertretern durch positive Angaben darüber ergänzt werden, ab wann der Leibesfrucht welcher Status zukomme. Einer einflussreichen Auffassung zufolge, die Mitte der 1980er Jahre von einer britischen Kommission unter der Leitung der Philosophin Mary Warnock erarbeitet wurde, liegt eine kritische Entwicklungsschwelle beim 14. Tag, weil dann zugleich die Einnistung abgeschlossen sei und insofern eine wirkliche Schwangerschaft begonnen habe, keine Zwillingsbildung (s. o.) mehr möglich sei und schließlich die Entwicklung des Neuralrohrs und damit in rudimentärster Form des anfänglichen Zentralnervensystems einsetze (vgl. WARNOCK (366)). Vermutlich ist es mehr der Konvergenz dieser Argumente als ihrer Überzeugungskraft im einzelnen geschuldet, dass diese Auffassung in Großbritannien zur Grundlage biopolitischer Entscheidungen zu Reproduktionsfragen und Embryonenforschung gemacht wurde.

Andere Autoren vertreten in der Statusfrage die deutlich weiter gehende Auffassung, moralische Verpflichtungen könnten nur gegenüber jemandem bestehen, der subjektive Interessen und Bedürfnisse habe. Interessen zu haben setzt aber die *Empfindungsfähigkeit* des Betreffenden voraus – eine Bedingung, die Embryonen erst ab dem zweiten Schwangerschaftsdrittel erfüllen (HOERSTER (71), SINGER (116), TOOLEY (193)). Machte man Empfindungsfähigkeit nun zur statusbegründenden Eigenschaft, wäre man mit dem Problem konfrontiert, dass Empfindungsfähigkeit allein (wie sie auch bei Tieren besteht) nicht bereits ein Lebensrecht begründet. So wird überwiegend die weiter gehende These vertreten, lebensrechtbegründend sei erst ein zumindest implizites Interesse an der Fortsetzung der eigenen Existenz – was wiederum *Selbstbewusstsein* (›Personalität‹ vgl. Abschn. 3.4) voraussetze. Warum aber ein implizites Interesse solches Gewicht verdient und, vor allem, wann wir es jemandem berechtigterweise unterstellen sollen und müssen – das sind Fragen an eine noch zu entwickelnde Theorie der moralisch relevanten Bedürfnisse, deren Unbeantwortetsein wohl dazu beiträgt, dass das Konzept einer interessenbasierten Ethik, nicht nur im Zusammenhang mit Abtreibungsfragen, weniger Zuspruch bekommt, als man meinen sollte.

Viel Zuspruch findet hingegen in der neueren Literatur ein abgestuftes Status-Konzept, dem zufolge die Pflichten gegenüber Embryonen zu Beginn ihrer Entwicklung gering sind und mit zunehmender Schwangerschaft wachsen (exemplarisch: NATIONALER ETHIKRAT (349), SIEP (115)). Diese Auffassung gewinnt ihre Plausibilität wohl vor allem als Rekonstruktion der Position, die in vielen Ländern dem rechtlichen Schutz von Embryonen zugrunde liegt und die intuitiv vielleicht die meiste Zustimmung findet. Auch das geltende deutsche Abtreibungsrecht ließe sich mit einer graduellen Schutzposition in Einklang bringen, wiewohl dessen – inkonsistente – Begründungen anders lauten (vgl. Abschn. 7.3), nicht aber das außerordentlich restriktive deutsche Embryonenschutzgesetz, das, seit 1991 in Kraft, extrakorporale Embryonen vor jeder Behandlung schützt, die nicht absehbar ihrem eigenen Wohlergehen, d. h. ihrer eigenen Weiterentwicklung dienen (vgl. KELLER *et al.* (342)).

Rechtfertigen lässt sich die Auffassung vom ansteigenden embryonalen Schutzanspruch, scheint mir, am ehesten mit einer Relativierung der SKIP-Standardargumente (s. o.) zusammen mit der Bedeutung des Phänomens, dass Embryonen, auch schon bevor sie Bewusstsein entwickeln, mit zunehmender Reife immer menschenähnlicher, häufig bereits geliebt und in ihrer künftigen Identität immer stärker antizipiert werden. Sie daher generell immer mehr in die ›Menschheitsfamilie‹ aufzunehmen, ist intuitiv verständlich.

Auch wenn dies ein ›*spill over*-Effekt‹ (vgl. Mackie (78), Kap. 8) sein sollte, liegt es vielleicht in der Logik unserer ›Gattungssolidarität‹ (vgl. Merkel (347)), der es um den Schutz gedeihlichen menschlichen Zusammenlebens und seiner konstitutiven Normen geht, solchen Intuitionen Rechnung zu tragen: Es scheint zumindest nicht abwegig, dass Respekt schon gegenüber den Vorstufen geborener Menschen die Achtung vor anderen Personen zementieren helfen kann. Doch darf der Preis hierfür nicht allzu hoch sein – was denn auch in den biopolitischen Kompromiss-Positionen zu Abtreibung oder Stammzellforschung zum Ausdruck kommt.

Genau besehen sprengt es den Rahmen herkömmlicher Statusvorstellungen, in denen es nämlich nur um *intrinsische* Eigenschaften einer zu beurteilenden Entität geht (s. o.), wenn man nun relationale Merkmale wie Liebe und funktionale Überlegungen wie Normenschutz in die Begründung des Embryonenschutzes mit aufnimmt. Dasselbe gilt für Ansätze, die den ›Status‹ von Embryonen in Abhängigkeit davon beurteilen, ob diese innerhalb oder außerhalb des Mutterleibes existieren (vgl. Beiträge in Bockenheimer (333) und Dabrock (334)) oder mit welcher Absicht – Fortpflanzung oder Forschung – sie gezeugt wurden (vgl. etwa Fischer (337)). Natürlich kann man sich auf einen um solche *extrinsischen* Aspekte erweiterten Statusbegriff einigen, wie es ausführlich Mary Ann Warren (367) vorgeschlagen hat, doch gibt man damit hilfreiche Unterscheidungen auf (so Ach/Schöne-Seifert/Siep (329)).

7.2 Assistierte Reproduktion

Was den einen dankbar in Anspruch genommenes Mittel zur Erfüllung eines lang gehegten Kinderwunsches ist, ist den anderen Gegenstand tiefster moralischer Besorgnis. Die noch

vergleichsweise ›unspektakulärste‹ der neuen Fortpflanzungs-
methoden besteht darin, eine der potentiellen Mutter ent-
nommene Eizelle zu befruchten (›homolog‹ mit Sperma des
Ehemannes oder Partners, ›heterolog‹ mit Spendersperma)
und anschließend wieder in die mütterliche Gebärmutter einzubringen. Manche Kritiker lehnen solche *In-vitro-Fertilisation*
(IVF),[2] die international seit 35 Jahren praktiziert wird, selbst
in ihrer homologen Form, als unnatürlich, frauenfeindlich
oder potentiell schädlich für so gezeugte Kinder ab. Verbreiteter sind Bedenken angesichts der hohen Misserfolgsrate von
noch immer ca. 80 %. Und noch massivere Kritik richtet sich
gegen jene IVF-Variante, bei der zur Erfolgssteigerung zunächst mehrere befruchtete Eizellen gleichzeitig zurück übertragen und entstandene Mehrlinge, die die Schwangerschaft
gefährden können, später intrauterin abgetötet werden. Um
dieses Problem zu entschärfen, schreibt das seit 1991 geltende
deutsche Embryonenschutzgesetz vor, maximal drei Embryonen *in vitro* zu zeugen, verlangt aber zugleich, dass alle erzeug-
ten Embryonen auch transferiert werden.

Ein anderer, von vielen für moralisch relevant erachteter
Aspekt ist mit all denjenigen Fortpflanzungstechniken verbun-
den, die zu ›gespaltener‹ Elternschaft führen. Die verwirrende
Vielfalt der hier bestehenden Möglichkeiten umfasst, allein
oder in Kombination, die Verwendung von durch Dritte gespendeten Samen- oder Eizellen, jungen Embryonen (seien sie
extrakorporal gezeugt oder nach intrakorporaler Zeugung
›herausgespült‹) oder fremden Gebärmuttern (sogenannter
Leih- oder Ersatzmütter). Dadurch können sich die künftigen
sozialen Mütter und Väter eines so gezeugten Kindes von den
genetischen Eltern bzw. von den die Schwangerschaft *austragen-
den* Müttern unterscheiden. Die hiergegen gerichteten Vorbe-

2   Häufig wird hier auch die Methode ›ICSI‹ (Intrazytoplasmatische
    Spermieninjektion) praktiziert, bei der Samenzellen direkt in die
    zu befruchtende Eizelle eingebracht werden.

halte zielen vorrangig auf das angeblich verminderte Wohlergehen der zukünftigen Kinder ab, auf die Interessen der verschiedenen am Fortpflanzungsgeschehen beteiligten ›Eltern‹ selbst sowie auf die vermeintliche Problematik einer nicht mehr am herkömmlichen Familienideal orientierten künftigen Gesellschaft.

Anders als bei elektiver und selektiver Abtreibung oder im Falle der Embryonenforschung (s. u.) stehen bei den diversen Befruchtungstechniken die Interessen der Eltern oder anderer Dritter nicht in Konflikt mit klärungsbedürftigen Schutzrechten von Embryonen. Wohl resultieren alle oben genannten – und wie gesagt misserfolgsträchtigen – Verfahren überaus häufig in einem frühen Embryotod. Da sie aber nach Absicht wie potentiellem Ergebnis im Dienste der Lebensschaffung stehen, dieselbe auch nicht durch anderweitige ›Embryonenopfer‹ allererst ermöglichen müssen, und da schließlich die absterbenden Embryonen dabei nicht leiden, lassen sich deren Interessen in diesem Kontext gar nicht überzeugend in Rechnung bringen (anders LEIST (168), S. 181ff.). Wohl aber könnten hierbei Interessen möglicher Eltern mit Interessen möglicher künftiger Kinder kollidieren, die daher beide näher bewertet werden müssen.

Dass die versuchsweise Anwendung von extrakorporaler Befruchtung, Samen-, Ei- oder Embryonenspende primär unerfüllte Kinderwünsche und insofern explizite Elterninteressen befriedigen soll, ist zunächst eine triviale Grundannahme. Doch bereits hier kommen unterschiedliche Wertungen ins Spiel: So sehen die einen, insbesondere aus konservativ-religiöser Perspektive, die Integrität der Ehe durch jede Form der künstlichen Befruchtungstechnik gefährdet (vgl. KONGREGATION (344), S. 24 f.), hingegen befürchten oder unterstellen andere mangelnde Entscheidungsautonomie bei der Inanspruchnahme von IVF u. a. – sei es auf dem Boden neurotisch überzogener Kinderwünsche, mangelhafter Informiertheit über Chancen und Risiken der Interventionen oder gar sexistischer

Instrumentalisierung von Frauen (vgl. BENDA-BERICHT (331), S. 59, WIESING (368), ARDITTI *et al.* (330)). So berechtigt solche Sorgen in Einzelfällen sein mögen, rechtfertigen sie doch keine Pauschalverbote, wohl aber das Angebot kompetenter professioneller Beratung vor der Inanspruchnahme reproduktiver ›Hilfe‹ – wie sie im Rahmen der generellen Aufklärungspflicht (vgl. Abschn. 4.2) ohnehin selbstverständlich sein sollte.

Gravierendere ›elterliche‹ Interessen kommen durch die mögliche Beteiligung einerseits von Spendern, andererseits von Leihmüttern ins Spiel. Neben dem verbreitet geforderten Verbot einer Kommerzialisierung aller solcher Beziehungen (vgl. dazu auch Abschn. 6.3 sowie GLOVER *et al.* (340), Kap. 7) müssen Spender – wenn man im Interesse ihrer genetischen Nachkommen (s. u.) gegen Spendeanonymität votiert – rechtlich vor späteren Unterhalts- und anderen sozialen Elternpflichten geschützt werden. Leihmutterschaft birgt offensichtlich die Gefahr erheblicher Interessenskonflikte zwischen ›Auftragseltern‹ und Leihmutter, die ihre Bereitschaft zur Herausgabe ›ihres‹ Babys revidieren könnte – wie das in spektakulären US-amerikanischen Fällen tatsächlich vorkam. Wer nicht aus Sorge vor der Instrumentalisierung und ›Würdeverletzung‹ von Leihmüttern deren Inanspruchnahme grundsätzlich verbieten will (vgl. BENDA-BERICHT (331)), der wird ihnen – weniger paternalistisch und in Anerkennung der Möglichkeit autonomer und altruistischer Motivation – ein zeitlich begrenztes Rücktrittsrecht von der eingegangenen Verpflichtung, das Baby nach seiner Geburt abzugeben, einräumen, Leihmutterschaft vielleicht nur in engen Grenzen zulassen und überdies deren Kommerzialisierung verbieten wollen (so GLOVER *et al.* (340), Kap. 6).

Gegen alle Formen gespaltener (insbesondere mütterlicher) Elternschaft werden häufig die Interessen des späteren Kindes ins Feld geführt. Gerade in der deutschen Debatte geschieht dies unter der pathetischeren, aber inhaltlich vagen Berufung auf dessen ›Würde‹ (vgl. BENDA-BERICHT (331); kritisch LEIST

(168), S. 210 ff. und SCHÖNE-SEIFERT (357)). Das oft verkannte Grundproblem solcher Argumente liegt – abgesehen von der häufig rein spekulativen Basis der empirischen Annahmen – darin, dass sich für die potentiellen Kinder nur zwei Alternativen stellen: Entweder wachsen sie unter sozial möglicherweise oder sicher suboptimalen Bedingungen auf, oder aber sie werden gar nicht geboren. In aller Regel lässt sich eine antizipierende Bevorzugung der zweiten Alternative überhaupt nicht rechtfertigen. Aus liberaler Sicht sollte daher alles getan werden, ›Retorten‹-Kinder nicht unter kriminalisierten Bedingungen zur Welt kommen zu lassen, sie familienrechtlich abzusichern sowie ihnen ein späteres Recht auf Kenntnis ihrer genetischen Herkunft einzuräumen (vgl. GLOVER et al. (340), Kap. 2 und 3). Aber die Beschränkung von IVF auf (quasi-)verheiratete Paare, wie die deutsche Bundesärztekammer sie vorschreibt, oder das völlige Verbot von Ei- und Embryonenspenden durch das Embryonenschutzgesetz lassen sich so schwerlich konsistent begründen.

Anders liegt der Fall beim reproduktiven *Klonen*, also der gezielten Zeugung und Austragung eines Menschen, der mit einem anderen Menschen oder Embryo genetisch identisch wäre, ohne sein natürlich entstandener Zwilling zu sein. Schon vor allen genuin ethischen Überlegungen erweist sich das Klonen so lange als ethisch unzulässig, wie es absehbar mit drastischen Risiken der Schädigung und Missbildung für den geklonten Menschen einhergehen würde. Allen alarmistischen Meldungen zum Trotz, die in den letzten Jahren die Geburt von Klon-Babys behaupteten, wird von manchen Experten auch deren technische Realisierbarkeit grundsätzlich bezweifelt.

In der praktisch einstimmigen weltweiten Verurteilung des Klonens zu Fortpflanzungszwecken – im Unterschied zum weiter unten angesprochenen sogenannten ›Forschungsklonen‹ – konvergieren verschiedene Argumente (vgl. MCGEE (346), THE PRESIDENT'S COUNCIL ON BIOETHICS (363), NATIO-

NALER ETHIKRAT (351)). Das prominenteste Argument, das in unterschiedlichen Varianten vertreten, aber durchaus auch kritisiert wird, attestiert Menschen ein moralisches Recht auf genetische Ungeplantheit bzw. Originalität (vgl. schon JONAS (37), Kap. 8). Anderenfalls seien die Ausbildung einer eigenen Identität, das Bewusstsein von sich selbst als Urheber eigener Handlungen und schließlich gar die Grundlage freien, gleichberechtigten gesellschaftlichen Zusammenlebens und damit die ›Gattungsethik‹ gefährdet (zum letzten Punkt vgl. HABERMAS (217)).

Unbestreitbare Relevanz haben schließlich die Gesundheitsinteressen späterer Kinder für den Umgang mit all jenen Embryonen, die tatsächlich ausgetragen werden sollen. Hier sind alle potentiell schädigenden Eingriffe unbedingt zu unterlassen; umgekehrt werden fortschreitende Möglichkeiten der schon vorgeburtlichen Behandlung neue Fragen danach aufwerfen, wie weit hier unsere positiven Verpflichtungen zu deren Einsatz – u. U. gegen den Wunsch der Eltern – gehen.

7.3 Abtreibung und vorgeburtliche Selektion

Abtreibungen, wie sie in allen westlichen Gesellschaften trotz verfügbarer Kontrazeption jährlich in großer Zahl durchgeführt werden (in Deutschland weit über 100 000), lassen sich grundsätzlich in zwei Kategorien unterteilen: In der großen Mehrheit der Fälle handelt es sich um nicht-selektive (›elektive‹) Schwangerschaftsabbrüche, bei denen die Geburt eines künftigen Kindes verhindert werden soll, ohne dass dessen konkrete Eigenschaften dafür eine begründende Rolle spielten. Hingegen erfolgen *selektive* Abtreibungen (und ganz entsprechend Embryonenverwerfungen nach PID s. u.) wegen einer bestimmten unerwünschten Eigenschaft, meist einer erwartbaren Krankheit oder Behinderung des Kindes. Während in der ethischen Beurteilung von Abtreibungen der ersten Art primär die Statusfrage und dann sekundär die Interessen der

Eltern zu berücksichtigen sind, kommen bei der vorgeburtlichen Selektion weitere spezifische Aspekte hinzu. Da die Statusfrage hochgradig kontrovers ist und wohl auch bleiben wird (vgl. Abschn. 3.4), wäre es von konservativer Warte aus rechtspolitisch vernünftig, lieber auf der ›richtigen Seite zu irren‹ und Abtreibungen deshalb so weit als möglich zu verbieten oder zu erschweren. Von einer liberalen Warte aus wäre es hingegen rechtspolitisch vernünftig, die ethische Frage zu ›privatisieren‹ und Eltern zumindest die rechtliche Befugnis zur Abtreibung zu geben − solange sie dies informiert und selbstbestimmt und im Wissen um die moralische Dimension der Entscheidung tun. Letztgenannte Haltung ist durchaus kompatibel mit einer persönlichen ethischen Verurteilung von Abtreibungen. Die gegenwärtige deutsche Rechtslage, die Frauen/Paaren *de facto* eine ›rechtswidrige, aber straffreie‹ Abtreibung innerhalb des ersten Schwangerschaftsdrittels erlaubt, läuft im Ergebnis auf eine solche liberale Position hinaus, wenngleich die Lebensschutz-Präambel des Gesetzes und eine auf Lebensschutz ausgerichtete Pflichtberatung dies zumindest auf dem Papier konterkarieren. Nicht wenigen Experten erscheint daher dieser viel gelobte ›Dritte Weg‹ als ein hoch problematischer Kompromiss, nicht zuletzt deshalb, weil er inkonsistent argumentiert und das Rechtsempfinden nachhaltig untergräbt, indem er eine verbreitete Praxis zugleich etabliert und für unerlaubt erklärt (vgl. MERKEL (347)).

Selektive Abtreibungen sehen sich − selbst von Seiten grundsätzlicher Befürworter von Abtreibungen − dem zusätzlichen Vorwurf ausgesetzt, diejenigen Behinderten und Kranken zu diskriminieren und zu kränken, die unter eben denjenigen Bedingungen leben, gegen welche die vorgeburtliche Selektion sich richtet (vgl. Beiträge in PARENS (354), HAKER (341)). Nun wird in Deutschland inzwischen etwa jede 10. Schwangerschaft im dritten/vierten Monat mit einer Fruchtwasseruntersuchung auf Chromosomenstörungen und (viel seltener) auf bekannte genetische Risiken hin untersucht

(Pränatal-Diagnostik: ›PND‹), von den nicht-invasiven Pränataltests wie Ultraschall und Untersuchungen des mütterlichen Bluts ganz abgesehen. Wenngleich solche Maßnahmen auch der elterlichen Beruhigung und gelegentlich der vorgeburtlichen Behandlung einer solchermaßen festgestellten Krankheit dienen können, so geht doch die Mehrzahl mit der ausdrücklichen oder latenten Bereitschaft einher, ggf. eine Abtreibung durchführen zu lassen (vgl. Nippert (352)). Angesichts dieser Fakten bedürfen die Diskriminierungsvorwürfe offenkundig der Beachtung.

Die ethische Verteidigung der vorgeburtlichen Selektion verweist darauf, dass die Verhinderung von Krankheiten (durch selektive Kontrazeption oder auch durch Prävention oder Therapie) *als solche* auch dann nicht als ethisches Problem betrachtet werde, wenn es zugleich Kranke gebe, die an dieser Krankheit weiter leiden müssten. Werde es also als unzulässig betrachtet, die Geburt kranker Kinder durch Abtreibung oder PID zu verhindern, so gehe es offenbar um diese als *Mittel* – und damit am Ende doch wieder um Embryonenschutz und um die Statusfrage. Wer aber selektive Abtreibungen wegen der (aus seiner Sicht bestehenden) eklatanten Status-Differenz zwischen vorgeburtlichem und geborenem Menschenleben für zulässig halte, diskriminiere mitnichten lebende Behinderte, deren Würde-, Schutz- und Fürsorgeansprüche von einer solchermaßen motivierten Selektion überhaupt nicht tangiert würden (vgl. Birnbacher (125), Pro- und Contra-Beiträge in Parens (354), kritisch: Haker (341)). Unter dieser Voraussetzung dürften die Interessen und Belastbarkeiten der Eltern legitimerweise berücksichtigt werden. Ihre Grenzen könne diese Privilegierung der Elterninteressen allerdings immer dann finden, wenn dadurch absehbar gravierende Nachteile für Dritte oder Schäden für das gesellschaftliche Zusammenleben drohten.

Denn auch wenn der Diskriminierungsvorwurf gegen vorgeburtliche Selektionen auf diese Weise erfolgreich abgewehrt werden könnte, würde dies nichts an der Tatsache ändern, dass viele Behinderte oder ihre Fürsprecher (vornehmlich in Deutschland) sich durch diese Praktiken persönlich verunsichert und gekränkt fühlen. Dem entgegenzuwirken ist eine fraglose Pflicht einer jeden Gesellschaft, die ihren Mitbürgern so viel ›reproduktive Freiheit‹ zugesteht, und unter diese Pflicht fällt auch ein sorgfältiges psycho-soziales Achtgeben darauf, ob mit der Inanspruchnahme vorgeburtlicher Selektion eine schleichende Diskriminierung behinderter Mitbürger einhergeht. Denn auf eine zu befürchtende ›schiefe Ebene‹ verweist ein anderes Gegenargument: Stehe erst einmal fest, dass niemand mehr ein Kind etwa mit Down-Syndrom zur Welt bringen ›müsse‹, so könne dies zu einem generellen Achtungsverlust gegenüber Menschen mit Down-Syndrom und anderen Behinderungen führen. Bisher jedoch deutet auf eine solche Entwicklung, die allemal Grund zur Eindämmung der PND wäre, offenbar gar nichts hin (vgl. van den Daele (365)).

Auch wer die grundsätzliche Zulässigkeit selektiver Abtreibungen unter bestimmten Umständen für vertretbar hält, muss sich Gedanken zur Eingrenzung der Indikationsstellung machen. Zwar sind die Horrorszenarien von vorgeburtlicher Selektion zugunsten erwünschter Eigenschaften (Stichwort: ›*Designerbaby*‹) schon aus wissenschaftlich-technischen Gründen gar nicht realisierbar. Doch auch eine Selektion gegen triviale oder behandelbare Krankheiten oder gegen ein unerwünschtes Geschlecht des späteren Kindes erscheint aus vielen Gründen problematisch. Weder darf die geradezu törichte Vorstellung um sich greifen, alle Krankheiten und Behinderungen (deren ganz überwiegender Anteil im Laufe des Lebens erworben wird) könnten sich verhindern lassen, noch darf die Perspektive auf das eigene Kind, das der bedingungslosen Liebe und Fürsorge bedarf, diejenige auf ein zu optimierendes Produkt werden. Und eine Geschlechtsselektion (angenommen, sie wäre auf prä-konzeptionellem Weg möglich), die im Einzelfall als ›*family-balancing*‹ zu wünschen zumindest verständlich sein kann, könnte schwer abschätzbare Gefahren sexistischer Diskriminierung bergen – so jedenfalls wird von feministischer Seite argumentiert (vgl. Beiträge in ARDITTI *et al.* (330)).

In Deutschland ist PND nach (standes)rechtlichen Vorschriften nur bei bestehendem Risiko für schwere und nicht behandelbare künftige Krankheiten zulässig. Der häufigste Anwendungsfall ist dabei das mit dem mütterlichen Alter steigende Risiko für Trisomie 21, also Down-Syndrom. Zugunsten einer solchen Generalklausel und gegen einen Indikationskatalog zulässiger PND-Indikationen sprechen die Einzigartigkeit der familiären Krankheitskonstellationen und die Sorge vor dem objektivierenden Imperativ eines Krankheitskatalogs. Andererseits zeigt schon das Beispiel Down-Syndrom, wie interpretationsoffen und damit in den Augen vieler problematisch die besagte Generalklausel ist.

Immer wieder wird davor gewarnt, PND routinemäßig zu praktizieren und an die Stelle autonomer Entscheidungen durch die Schwangere und ihren Partner den Automatismus ärztlicher Empfehlung oder eines latenten gesellschaftlichen Drucks zu setzen (vgl. Beiträge in KETTNER (343)). So begrüßenswert eine Sensibilität in diesen Fragen ist, so problematisch wird sie jedoch dann, wenn den betroffenen Frauen reproduktive Selbstbestimmung kaum mehr zugetraut wird – insbesondere wenn sie zugunsten vorgeburtlicher Selektion ausfällt (kritisch hierzu KUHLMANN (345)).

Die Methode der Präimplantationsdiagnostik (›PID‹) hingegen darf in Deutschland gegenwärtig nicht durchgeführt werden (für eine systematische Analyse der ethischen Debatte über PID vgl. SCHMIDT (359), Ländervergleich bei NIPPERT (353)). Dieses Verfahren besteht in der Durchführung vorgeburtlicher Diagnostik bereits am 4–5 Tage alten Embryo, der sich dazu in der Petrischale, also außerhalb des Mutterleibs, befinden und somit durch IVF entstanden sein muss. Paare mit einem bekannten genetischen Risiko für ihre Nachkommen, die sich unter Umständen in der Vergangenheit schon zu Abtreibungen nach PND entschlossen haben, sehen in dieser Option häufig eine in physischer, psychischer und z.T. auch ethischer Hinsicht bessere Alternative. Dieser letzte Punkt trifft aus Sicht all derer zu, die einen ganz frühen Embryo von 4–5 Tagen als deutlich weniger schützenswert ansehen als eine etwa 3 Monate weit entwickelte Leibesfrucht. Ein Teil der 100 bis 200 Hochrisiko-Paare, denen in Deutschland PID verwehrt bleibt, reist daher zu deren Durchführung ins europäische Ausland, wo PID ganz überwiegend zulässig ist und durchgeführt wird (vgl. Nationaler Ethikrat (350)).

Befürworter der PID pochen vor allem auf den aus ihrer Sicht bestehenden Wertungswiderspruch zwischen der Zulässigkeit von PND und der Unzulässigkeit von PID, die sich doch beide hinsichtlich der Absichten und Motive nachsuchender Eltern ebenso wenig unterschieden wie hinsichtlich der Missbrauchsgefahren oder Eingrenzungsprobleme. PID-Kritiker auf der anderen Seite argumentieren vorwiegend mit der vermeintlich unterschiedlichen Konfliktkonstellation und den aus ihrer Sicht eingebauten Ausweitungstendenzen der PID, die im PND-Fall allein schon wegen der hohen psychologischen Barriere, die sich vor dem Abbruch einer ursprünglich erwünschten Schwangerschaft auftue, nicht bestehe (vgl. Haker (341); zu Pro und Contra: Nationaler Ethikrat (350)).

7.4 Forschung an frühen Embryonen

Debatten um die ethische Zulässigkeit ›verbrauchender‹ Embryonenforschung, die also frühe Embryonen verwendet und dabei zerstört, werden zwar international und hypothetisch schon seit geraumer Zeit geführt (vgl. Singer et al. (360)), erhielten aber einen ernsthaften und drängenden Hintergrund erst um das Jahr 2000, als wissenschaftliche Befunde die mögliche Bedeutung humaner Stammzellen als Grundlage künftigen Zell- und Gewebeersatzes erkennen ließen. Maßgeschneidertes Ersatzgewebe für Parkinsonkranke, Querschnittsgelähmte oder Patienten nach schwerem Herzinfarkt herzustellen, scheint der internationalen Wissenschaftlergemeinschaft inzwischen eine ziemlich realistische Zukunftsoption zu sein (vgl. NATIONALER ETHIKRAT (349), SOLTER (361), WOBUS (369)). Dafür müsste man allerdings zunächst die Mechanismen verstehen und beherrschen lernen, mit denen undifferenzierte Stammzellen zu spezialisierten Zellen werden. Unter den verschiedenen Stammzellen, die es gibt, eignen sich dafür *embryonale* Stammzellen nach überwiegender Auffassung am besten. Auch wenn sich die Hoffnungen auf therapeutische Ansätze nicht sicher und bestenfalls in etlichen Jahren verwirklichen lassen, haben sie doch die Abwägungsfragen zwischen Embryonenschutz und hochrangiger Forschung sehr realitätsnah und zum Gegenstand kontroverser ethischer und biorechtlicher Auseinandersetzungen werden lassen (vgl. NATIONAL BIOETHICS ADVISORY COMMISSION (348), BOCKENHEIMER-LUCIUS (333), MERKEL (347), NATIONALER ETHIKRAT (349), WOBUS et al. (369)).

Systematisch geht es einmal mehr um die Frage nach dem rechtsethischen Status früher (4–5 Tage alter) Embryonen, die durch die Stammzellgewinnung zerstört werden (vgl. STEINBOCK (362)): Wer ihnen den vollen Lebens- und Würdeschutz eines geborenen Menschen zuschreibt (s. Abschn. 7.1), kann konsequenterweise auch die hochrangigste für den Embryo tödliche Forschung, deren Durchführung schließlich an einem geborenen Menschen schlechterdings undenkbar wäre, nicht befürworten – auch wohl nicht an ›überzähligen‹, d. h. im Rahmen der IFV unbeabsichtigt übrig gebliebenen und der Forschung gespendeten Embryonen. Vertreter einer Position, der zufolge man gegenüber frühen Embryonen nur Respekt zeigen oder schwache Schutzpflichten realisieren muss, halten hingegen die Förderung und Durchführung solcher Forschung nicht nur zulässig, sondern unter Umständen nachgerade geboten (vgl. NATIONALER ETHIKRAT (349)).

Die Debatte wird noch komplizierter dadurch, dass es verschiedene ›Quellen‹ zur Gewinnung von embryonalen Stammzellen gibt: ›überzählige‹ Embryonen aus assistierten Befruchtungsversuchen,[3] gezielt für die Forschung hergestellte Embryonen und solche, die durch Zellkern-Transfer in eine zuvor entkernte Eizelle hergestellt wurden. Auch wenn diese letztgenannte (Dolly-)Methode bisher nur bei Tieren funktioniert, scheint ihre Realisierbarkeit bei Menschen nur eine Frage der Zeit zu sein. Solches ›Forschungsklonen‹ verspräche nicht nur bestimmte neue Kenntnisse über Zelldifferenzierungen und die Entstehung von Krankheiten, die bei den Besitzern der verwendeten Zellkerne bestehen. Es ist zugleich die Voraussetzung dafür, einen möglichen ethischen ›Umgehungsweg‹ für das Embryonenschutz-Problem zu entwickeln. So arbeiten gegenwärtig verschiedene Forschergruppen daran, über die Technik des Forschungsklonens ›depotenzierte‹ Embryonen herzustellen – also Entitäten, die durch eine genetische Manipulation an den Ausgangszellen vom ersten Augenblick ihrer Entstehung an keine *Totipotenz* (Fähigkeit zur Ganzheitsbildung) mehr haben. Sie sollen sich nur kurze Zeit weiterentwickeln können, aber dennoch zur Stammzellgewinnung taugen. Nach der Logik des Potentialitäts-Arguments jedenfalls wären solche Entitäten offenkundig nicht schützenswert. Gleichwohl gibt es auch hier Stimmen, die die Herstellung und Verwendung solcher depotenzierten Gebilde als ein unerlaubtes ›Hineinpfuschen in die natürliche Ordnung der menschlichen Fortpflanzung‹ ethisch unzulässig finden. Hier gibt es neuen Begründungsbedarf (vgl. hierzu Abschn. 7.1; Ach/Schöne-Seifert/Siep (329), FitzPatrick (338) und President's Council on Bioethics (364)).

---

3 In Deutschland fallen aufgrund des restriktiven Embryonenschutzgesetzes – anders als in vielen anderen Ländern – überzählige Embryonen nur ausnahmsweise an (s. Abschn. 7.2).

Der deutsche Gesetzgeber hat nach langen Kontroversen einen Mittelweg eingeschlagen, der zwar nicht die Gewinnung von Stammzellen, wohl aber – unter strikten Auflagen – deren Import aus dem Ausland erlaubt, sofern die Stammzelllinie aus *überzähligen* Embryonen und schon vor längerer Zeit hergestellt wurde (Stichtag-Regelung). Damit sollte einerseits ausgeschlossen werden, dass von Deutschland aus irgendwelche direkten oder indirekten Kausalbeiträge zum Embryonenverbrauch im Ausland, wo dieser überwiegend erlaubt ist, geleistet werden. Andererseits sollte eine gewisse Nutzung dieses nun einmal geschehenen vermeintlichen Unrechts zugunsten der Forschungsfreiheit und der Interessen künftiger Patienten erlaubt sein. Im Jahr 2007 steht dieser Kompromiss erneut zur politischen Diskussion. Anlass hierfür sind weder Zweifel an der umstrittenen strikten Embryonenschutz-Position dieses Gesetzes, noch der in meinen Augen berechtigte Vorwurf der Doppelmoral gegenüber einer Nation, die es sich später wird leisten können und wollen, anderenorts entwickelte Stammzell-Therapien einzukaufen. Vielmehr geht es darum, dass Deutschland durch seine Stichtag-Auflage inzwischen weitgehend von den Fortschritten der internationalen Stammzellforschung abgekoppelt ist, indem es keine der international verwendeten neueren Stammzelllinien importieren darf, die unter deutlich verbesserten Bedingungen kultiviert wurden (vgl. Wobus *et al.* (369)).

8 Gerechtigkeit im Gesundheitswesen: Herausforderungen

Eine drängende Aufgabe aller zukünftigen Medizinethik ist die gerechte Mittelverteilung im Gesundheitswesen unter der Bedingung von Ressourcen-Knappheit. Unter den Voraussetzungen (a) einer öffentlichen oder gemeinschaftlichen Finanzierung der Krankenversorgung und (b) eines begrenzten Budgets für diese Solidarleistungen ist das Entstehen von Knappheit bedauerlich und politisch unliebsam, aber unausweichlich. Ursächlich hierfür sind zum einen (c) der ständige, aber kostenträchtige Zuwachs an medizinischem Wissen und an Möglichkeiten des diagnostischen und therapeutischen Eingreifens und zum anderen (d) die demographische Entwicklung: In unseren modernen Gesellschaften werden wir, dank besserer Ernährung, Hygiene und Gesundheitsversorgung immer älter; zugleich aber erhöhen sich die Erkrankungswahrscheinlichkeiten im Laufe eines Lebens und der Anteil chronisch Kranker und Behandlungsbedürftiger in der Bevölkerung.

An keiner der genannten vier Variablen wird man grundsätzlich etwas ändern können oder wollen:

Zu (a): Die solidarische Bezahlung der Krankenversorgung wird in den Ländern, die sie praktizieren, als ein wichtiges Merkmal humaner Gesellschaften betrachtet, ist sie doch eine Art egalisierender Insel auch inmitten marktwirtschaftlich organisierter Systeme – eine Insel, auf der die Wohlhabenden für die Ärmeren und die Gesunden für die Kranken mitbezahlen.[1]

---

1 In Deutschland jedenfalls *cum grano salis*: Die Möglichkeit Besserverdienender, aus der risikoneutralen gesetzlichen Krankenversicherung zugunsten einer Privatversicherung auszutreten, deren Prämien nach dem Prinzip der Risiko-Äquivalenz festgelegt werden, stellt hier eine systematische Abweichung dar.

Dass ausgerechnet die Krankenversorgung zum Gegenstand solcher Umverteilung gemacht wird, liegt an der ganz besonderen Bedeutung des Gutes Gesundheit: Fraglos haben Langlebigkeit, Schmerzfreiheit und körperliche wie geistige Funktionsfähigkeit hohe Priorität auf der subjektiven Werteskala der allermeisten Menschen, wobei die entsprechenden Ansprüche, Erwartungen und Hoffnungen im Gefolge des medizinischen Fortschritts steigen.[2] Hinzu kommt, dass bereits die subjektive Gewissheit, im Krankheitsfall Zugang zu guter Versorgung zu haben, ohne dadurch in finanzielle Nöte geraten zu müssen, einen wichtigen Beitrag zur Lebensqualität vieler Gesunder leistet. Überdies ist Gesundheit insofern ein ›Primärgut‹ (vgl. Daniels (374)), als sie – ähnlich wie eine materielle Grundversorgung, Ausbildungs- und Arbeitschancen oder Rechtsbeistand – Voraussetzung für die Verwirklichung zahlreicher Lebenspläne, unabhängig von deren genauerem Inhalt, ist. Und schließlich sind Krankheiten und Krankheitsveranlagungen zumeist das Resultat der unverschuldeten ›natürlichen Lotterie‹, die zu kompensieren überwiegend für gerecht gehalten wird.

Zu (b): Eine obere Budgetgrenze für die gemeinschaftlichen Gesundheitsausgaben ist zwar nicht exakt fixiert, sondern im Lichte dessen, was die Medizin zu bieten vermag, aushandelbar. Aber angesichts konkurrierender Ausgaben würde niemand beliebig viele Ressourcen in die Krankenversorgung

2 Hier zeigen sich im Übrigen systematische Zusammenhänge zwischen Verteilungsdebatte und dem zugrunde liegenden Krankheitsbegriff: Was von Patienten, Ärzten oder Politikern faktisch als ›krank‹ verstanden oder bezeichnet wird, begründet bis auf weiteres Ansprüche auf Versorgung (vgl. Daniels/Sabin (376)). Zugleich ändert sich dieses Verständnis mit zunehmenden Kenntnissen und Behandlungsmöglichkeiten, ist z.T. perspektivenabhängig und lässt sich in bestimmten Grenzen so oder so festsetzen.

fließen lassen – weder für die individuelle noch für die kollektive Versorgung.

Zu (c): Der medizinische Fortschritt wird überwiegend als segensreich angesehen, und wenige werden bereit sein, ihn gewissermaßen im Voraus zu stoppen – nur um den brisanten Verteilungsfragen vorzubeugen. Auch wäre ein Fortschritts-Moratorium denen gegenüber besonders unfair, die ausgerechnet an einer bis *dato* noch nicht heilbaren Krankheit leiden, auf deren zukünftige Behandelbarkeit sie hoffen und warten.

Zu (d): Und schließlich ist auch der demographische Wandel allen denjenigen, denen es vergönnt ist, bei hinreichender Gesundheit und Lebensqualität alt zu werden, offensichtlich willkommen.

Damit also wird sich in absehbarer Zeit nicht mehr alles medizinisch Machbare und Wünschenswerte für jeden finanzieren lassen und wird es darum gehen, Zugangsbeschränkungen zu begründen und einzuführen. In den politischen Debatten um Reformen des Gesundheitssystems, wie sie in Deutschland in den letzten Jahren zunehmend stattfinden, wird über diese Problematik allerdings wenig gesprochen. Überwiegend geht es vielmehr darum, wie die Finanzierungsseite des Systems fair zu strukturieren ist, während hinsichtlich der Leistungsseite über notwendige Einbußen geschwiegen wird. Das parteiübergreifende politische Versprechen, jeder Bürger werde auch in Zukunft jede Krankenversorgung erhalten, die *medizinisch notwendig* sei, ist entweder nicht zu halten oder impliziert eine andere Auslegung des unscharfen Schlüsselbegriffs medizinischer ›Notwendigkeit‹, als sie dem bisher üblichen Verständnis entspricht. Zwar erleben wir derzeit schon einen gewissen Kostendruck in Kliniken und Arztpraxen; doch werden die dagegen eingeführten Maßnahmen der Budgetierungen, Fallpauschalen, Praxisgebühren oder Zuzahlungen als Mittel propagiert, das gewohnte medizinische Leistungsniveau zu erhalten, indem das Versorgungssystem effizienter gemacht und finanziell etwas anders geschultert werde.

Systematische Zugangsbeschränkungen zu knappen essentiellen Gütern, soweit sie bewusst nach anderen Kriterien als dem der individuellen Zahlungsfähigkeit erfolgen, werden in anderen Handlungszusammenhängen (man denke an Lebensmittelverteilung in Kriegszeiten) als *Rationierung* bezeichnet. Dieser Begriff hat sich entsprechend auch in der theoretischen, nicht aber in der meist euphemistischen politischen Debatte um Reformen des Gesundheitswesens, wo stattdessen international häufig von ›Priorisierung‹ die Rede ist, zu einem Schlüsselbegriff entwickelt. Soweit es dabei um Bemühungen geht, Versorgungsleistungen nach ihrer Wichtigkeit begründet zu ordnen, ist der Begriff ›Priorisierung‹ nicht falsch – nur unterschlägt seine Verwendung verharmlosend, dass der Anlass solcher Bemühungen in der kostenbedingten Notwendigkeit der ›Posteriorisierung‹ liegt – das Unterfangen also auf Rationierung hinauslaufen soll.

Rationierung also scheint unvermeidlich – an dieser Tatsache werden auch sämtliche, natürlich vordringlichen, Maßnahmen zur qualitätserhaltenden Effizienzsteigerung der Krankenversorgung (*Rationalisierung*) grundsätzlich nichts ändern können. Die Geschwindigkeit, mit der solche Zugangsbeschränkungen einsetzen müssen, hängt wesentlich von der jeweiligen Ressourcenlage des Versorgungssystems ab. In Großbritannien mit seinem bis vor kurzem notorisch knapp ausgestatteten Nationalen Gesundheitsdienst wurde viele Jahre lang *verdeckt*, also für den Bürger nicht recht erkennbar, rationiert (vgl. Beiträge in BREYER/KLIEMT/THIELE (371)). Aber auch in Deutschland mit seinem elaborierten Versorgungssystem werden durch den entstandenen Kostendruck zahlreiche Interventionen bereits jetzt – ebenfalls verdeckt – suboptimal ausgeführt (vgl. DIETRICH/IMHOFF/KLIEMT (377)). Dass dies den Patienten nicht auffällt, liegt daran, dass es um nicht-spektakuläre Abstriche geht, deren Auswirkungen überdies für Außenstehende kaum zu erkennen und zu beurteilen sind – etwa, wenn nur ein zweitbestes Antibiotikum verwendet, ein Eingriff hinausgeschoben oder ein diagnostisches Instrument nicht eingesetzt wird. In anderen Ländern – z. B. in Dänemark, Schweden, den Niederlanden oder im US-Bundesstaat Oregon – wird oder wurde eine Rationierungsdebatte hingegen antizipierend und *explizit* geführt (vgl. COULTER (373), Beiträge in MARCKMANN/LIENING/WIESING (380)). Die Erarbeitung von medizinischen Zielvorstellungen, Bewertungskriterien oder exemplarischen Priorisierungs-Listen und -Verfahren, wie sie dort stattfinden, erfährt derzeit zunehmend internationale Aufmerksamkeit. So sehr Transparenz und Mitsprachemöglichkeiten auf diesem heiklen Gebiet den Grundvorstellungen moderner partizipativer Demokratien entsprechen, muss man doch zugestehen, dass *offenes* und *systematisches* Rationieren für alle Betroffenen schmerzhaft und schwierig ist. So wird von manchen Experten vertreten, es hier bewusst beim ›Durchschummeln‹ (*muddling through*) zu belassen (exemplarisch: SOMMER (387)).

Die ethischen Fragen, die damit zur Beantwortung anstehen, erfordern eine dezidiert gerechtigkeitstheoretische Erweiterung des bisherigen begrifflichen Rahmens der Medizinethik. Die Allokation medizinischer Versorgungsmittel ist eine Aufgabe der Sozialethik und damit Gegenstand auch der politischen Philosophie, von der sie zunehmend als Herausforderung akzeptiert und behandelt wird. In den USA, wo viele Millionen Menschen nicht krankenversichert sind und Krankheiten ganze Familien in den finanziellen Ruin stürzen können, hat diese Debatte, als die Suche nach dem ›*decent minimum*‹ allgemein zugänglicher Versorgung, bereits in den frühen 1980er Jahren begonnen (vgl. PRESIDENT'S COMMISSION: „Securing Access to Health Care" (81), DANIELS (374)). In Ländern wie Deutschland hat sie, als die Suche nach dem ›*decent maximum*‹, erst deutlich später begonnen (vgl. SASS (384), Beiträge in NAGEL/FUCHS (320)). Als komplexe theoretische wie praktische Herausforderung an den Schnittstellen von Ethik, Recht und Ökonomie jedenfalls wird sie in größerem Maßstab international erst seit einigen Jahren gesehen und behandelt.[3]

Eine ausgearbeitete und überzeugende Theorie der gerechten oder fairen Rationierung, wie sie zur Handhabung der Verteilungsprobleme benötigt würde, steht bisher nicht zur Verfügung. Sie müsste im Ergebnis Antworten darauf geben, wie Ressourcen auf der ›Makroebene‹ (Medizin gegen Kultur, Verteidigung etc.), der ›Mesoebene‹ (verschiedene Bereiche, Indikationen etc. innerhalb der Medizin) und der ›Mikroebene‹ (sozusagen am konkreten Krankenbett) verteilt werden sollen (vgl. ENGELHARDT (17)). Was eine plausible Theorie der Rationierung u. a. so schwierig und vielleicht gar unmöglich macht, ist das Erfordernis mehrdimensional *vergleichender* Nutzenbewertungen, für die es gleichwohl keine feststehenden und objektiven Skalen gibt (vgl. BROCK (373)). Es geht nicht mehr nur darum, die Nutzenpotentiale der Medizin für den einzelnen Patienten zu beurteilen, was als solches schon schwierig genug ist. Sondern es geht darüber hinaus um weitere Fragen wie etwa die folgenden:

(i) Was wiegt das medizinische Nutzenpotential im Vergleich zu anderen Gütern wie Nahrung, Wohnung, Rechtssicherheit, Bildung, Kultur oder Arbeit, die bereitzustellen ebenfalls als öffentliche Aufgabe gewertet wird, so dass ihre jeweiligen Finanzierungen in Konkurrenz zueinander stehen?
(ii) Wie steht es mit der relativen Vordringlichkeit medizinischer Versorgung *verschiedener* Personen in Abhängigkeit vom Ausmaß ihres Leidens, der Dringlichkeit, der qualitativen und

---

3   Vgl. exemplarisch: ANAND/PETER/SEN (370), POWERS/FADEN (382), UBEL (389) – für die deutsche Debatte: GUTMANN/SCHMIDT (379), MARCKMANN/LIENING/WIESING (380), RAUPRICH/MARCKMANN/VOLLMANN (383), SCHÖNE-SEIFERT/BUYX/ACH (386), TAUPITZ/BREWE (388).

quantitativen Erfolgswahrscheinlichkeit des Eingriffs und der Chancengleichheit? Und wie sind diese Aspekte zu quantifizieren?

(iii) Sollen das kalendarische Alter eines Patienten oder das Kriterium der Selbstverantwortung (und -verschuldung) eine Rolle als Verteilungskriterium spielen?

(iv) Auf wie viel/welche Realisierung des möglichen medizinischen Nutzenpotentials hat der einzelne Patient ein moralisches Anrecht?

Man sieht sofort, dass hier in weiten Teilen eine kontextspezifische und detaillierte Bewertungsarbeit erforderlich ist – eine Binnendifferenzierung, die von pauschalen Gerechtigkeitstheorien nicht geleistet wird und die zumindest Anleihen in der empirischen Akzeptanzforschung wird machen müssen. Zusätzlich aber zeigt sich für die Fragen (ii) und (iii) nach den gerechten ›Verrechnungskriterien‹, dass für sich genommen keines der Standardkriterien, die innerhalb unterschiedlicher Gerechtigkeitstheorien entwickelt worden sind, als vorrangiges oder alleiniges Zuteilungs-Kriterium fungieren kann, ohne mit unseren intuitiven (subjektiven oder intersubjektiven) Gerechtigkeitsempfindungen in Konflikt zu geraten (vgl. DANIELS (375), DANIELS/SABIN (376)):

(a) Die alleinige Anwendung des rawlsschen Unterschiedsprinzips, nach dem der *Schlechtestgestellte* vordringlich behandelt werden muss, überzeugt nicht durchgängig. Auch wenn eine solche Priorisierung der Versorgungsleistungen nach Dringlichkeit auf den ersten Blick einleuchtet, wird sie in den Augen vieler dann problematisch, wenn es um schwerstkranke Patienten geht, denen auch mit hohem Ressourceneinsatz nur wenig geholfen werden kann, und wenn diese Ressourcen *alternativ* andere, wenngleich weniger beeinträchtigte Kranke effektiv gesund machen könnten. Vielleicht zeigt sich hieran, dass unser gängiges vor-theoretisches Verständnis von der

Dringlichkeit einer Behandlung bereits voraussetzt, dass es sich dabei um eine hinreichend wirksame Maßnahme handelt. Aber was heißt ›hinreichend‹?

(b) Auch ein Erfolgsmaximierungs-Kriterium,[4] dem zufolge medizinische Ressourcen immer so einzusetzen sind, dass der relativ größte aggregierte Nutzen erzielt würde, erscheint bei durchgehend vorrangiger Befolgung als eminent unfair. Unverschuldete schwere Krankheiten würden unter Umständen nur deshalb nicht geheilt, weil mit demselben Geld viele andere Patienten mit ›preiswerteren‹ Erkrankungen behandelt werden könnten. Solche Verrechnungsopfer (*trade-offs*) nehmen wir leicht als eine empörende Verstärkung der ohnehin schon ›ungerechten‹ natürlichen Lotterie wahr, die nun noch durch die weitere ›Lotterie‹ verstärkt wird, in der Patienten ihr Los in Abhängigkeit vom ärztlichen Können und von medizinischen Versorgungspreisen ziehen müssen. Auch müsste zunächst geklärt werden, wie die verschiedenen Erfolgsdimensionen medizinischer Behandlungen (Lebenserwartung, absolute und relative, subjektive und objektive ›Gesundheitsverbesserung‹) ihrerseits miteinander zu verrechnen wären. Dies ist ein komplexes *normatives* Thema der Lebensqualitätsforschung einerseits und der Kosten-Nutzen-Analytik andererseits (vgl. BROCK (372)). Das bereits erwähnte Priorisierungsmodell des US-Bundesstaates Oregon ist unter anderem ein eindrückliches Beispiel für die Problematik solcher Nutzenaggregations-Versuche (vgl. Beiträge in MARCKMANN/LIENING/WIESING (380)).

---

4 So könnte man das Postulat des klassischen Utilitarismus auslegen. Allerdings würde auch ein wohlverstandener Utilitarismus den Nutzen nicht nur nach *medizinischem* Erfolgspotential bemessen, sondern Frustration, soziale Empörung und das Gefühl subjektiver Vernachlässigung in den Negativkalkül mit einbeziehen müssen – wodurch die kontraintuitiven Konsequenzen zumindest deutlich abgemildert würden.

(c) Aber auch eine Leistungszuteilung allein nach dem Prinzip der Chancengleichheit – realisiert über Losverfahren oder Wartezeit – stößt rasch auf unseren intuitiven Widerspruch, weil wir das gänzliche Absehen vom Ausgangsleiden der Patienten, von der Dringlichkeit ihrer Behandlung und von deren erwartbarem Erfolg gleichfalls unfair und ›unärztlich‹ fänden.

(d) Verschiedentlich wurde vorgeschlagen und zu begründen versucht, dass das ›Alter‹ eines Patienten ein durchaus faires Verteilungskriterium sei. Unter der Bedingung von Knappheit, so eines der prominentesten Argumente, sei es durchaus gerecht, die medizinische Versorgung jenseits einer bestimmten Altersschwelle (von beispielsweise 80 Jahren) auf reine Komfort- und Palliativmedizin zu reduzieren und die damit frei werdenden Mittel für die medizinische Versorgung jüngerer Patienten einzusetzen, damit diese allererst alt werden könnten. Da jeder Mitbürger erst jung sei und dann altere, werde niemand diskriminiert, solange eine solche Alters-Rationierung von den jetzt Jüngeren antizipierend beschlossen werde – und im Übrigen durch Zusatzversicherungen abgefedert werden könne. Dem wird unter anderem entgegengehalten, dass manche Menschen erst im höheren Alter ein für sie beglückendes Leben führen könnten, zuvor aber massiv belastet oder krank gewesen seien; oder dass manche Patienten ihren Bedarf an Krankenversorgung durch Anspruchslosigkeit und eine gesundheitsbewusste Lebensführung über lange Zeit minimiert hätten und nun im Alter ihren ›Anteil‹ an den Versorgungsleistungen müssten beanspruchen dürfen (vgl. die Pro- und Contra-Beiträge in MARCKMANN (381)).

(e) Ein ganz anderer Vorschlag läuft darauf hinaus, im solidarisch finanzierten Leistungsangebot nur medizinische Maßnahmen oberhalb einer bestimmten (niedrigen) Wirksamkeitsschwelle zu belassen – und zwar *unabhängig* von ihren Kosten. Behandlungen, die beispielsweise nur eine winzige Ansprechrate aufwiesen oder das Leben allenfalls um wenige

Wochen verlängern könnten, dürften dann nur innerhalb von Studien oder mit privater Bezahlung geleistet werden. Ob ein solches Sinnlosigkeits-Kriterium letztlich umsetzbar, akzeptabel und vor allem ökonomisch wirksam wäre, ist allerdings gegenwärtig noch offen (vgl. die *futility*-Debatte in Abschn. 3.1 sowie SCHÖNE-SEIFERT/BUYX (385)).

Die voran stehende Kriterienliste ist keineswegs erschöpfend, zeigt aber, worum es einem systematischen und zustimmungsfähigen Rationierungs-Modell gehen muss. Zum einen gilt es, eine plausible intersubjektive Bewertung medizinischer Maßnahmen zu erzielen. Diese bedarf ihrerseits einer Einigkeit über die *Ziele* zukünftiger Medizin, ein Thema, das seit den 1990er Jahren intensiv diskutiert wird (vgl. CALLAHAN (134), EMANUEL (378), ENGELHARDT (17)). Zum anderen sind die verschiedenen ›Verrechnungs‹- oder Vorrangkriterien irgendwie miteinander in Einklang zu bringen. Und schließlich bräuchte man Klarheit und Konsens darüber, wie groß die ›Solidaropfer‹ sein dürfen und sollen, die den Gesunden und Wohlhabenden zur Finanzierung des Gesundheitswesens abverlangt werden (s. o. Frage (iii)).

Ob diese Aufgaben jemals anders als vorwiegend *prozedural*, also durch den Einsatz unabhängiger und kompetenter Entscheidungsgremien, lösbar sind und ob wir wenigstens darüber politische Einigkeit erzielen können, wird sich zeigen müssen (vgl. dazu CALLAHAN (134), EMANUEL (378)). Demokratische Werte – wie Pluralismus und Transparenz – in solche Prozeduren einzuführen, wäre immerhin schon ein wichtiger Schritt (vgl. DANIELS/SABIN (376)). Noch werden die gesundheitspolitischen Aufgaben der Zukunft allzu häufig als solche der reinen Effizienzsteigerung dargestellt, ohne auf die massiven Gerechtigkeitsprobleme hinzuweisen, die als gesellschaftliche Aufgabe auch dort gemeistert werden müssen, wo anders als in den USA bisher ein relativ egalitäres Versorgungssystem besteht.

9 Ausblicke?

Medizinethik, das hoffe ich gezeigt zu haben, ist ein aufregendes intellektuelles Betätigungsfeld, auf dem man sich komplexen Herausforderungen gegenübersieht. Diese Herausforderungen ändern sich zudem mit den sich wandelnden Rahmenbedingungen moderner Medizin. Immer neue Möglichkeiten der ärztlichen Intervention bringen Hilfe für Kranke und Gesunde, führen aber auch zu steigenden Erwartungen, zu Orientierungsproblemen, Missbrauchsmöglichkeiten und wachsenden Kosten. Sie nötigen vor dem Hintergrund des Wertepluralismus, der unsere modernen säkularen Gesellschaften kennzeichnet, zu neuen Zieldefinitionen und veränderten organisatorischen Strukturen für das Medizinsystem.

In diesem medizinethischen Einführungsbuch ging es vorwiegend um eine Grundorientierung: um eine Darstellung metaetischer und vor allem normativ-ethischer Grundfragen, die sich für die bekannten ethischen Problemfelder der Medizin stellen. Über die hier behandelten Themen hinaus lassen sich jedoch bereits jetzt Bereiche nennen, denen zukünftige Medizinethik sich verstärkt wird widmen müssen. Hierzu gehören in bunter Mischung:

– Probleme der Neuroethik, wie sie sich im Gefolge moderner neurobiologischer Befunde und Theorien ergeben. Insbesondere bildgebende Verfahren (*neuro-imaging*), mit deren Hilfe Gehirne im Funktionszustand untersucht werden können, werfen neues Licht auf komplexe Fragen im Zusammenhang mit Entscheidungsfreiheit, Manipulierbarkeit und Verantwortung (vgl. ILLES (392)).
– Fragen der Verhaltensgenetik, die sich vor dem Hintergrund wachsenden genetischen Wissens stellen. Auch hier geht es letztlich um die Determinanten und Spielräume menschlichen Verhaltens, um Verantwortung und Entlastung – kurz um un-

ser anthropologisches Grundverständnis (vgl. PARENS/CHAP-
MAN/PRESS (393)).

– Fragen im Zusammenhang mit der sich rapide entwickeln-
den Nanotechnologie, bei welcher der Einsatz nano-skaliger
Gegenstände oder Materialien in der Medizin bekannte ethische Fragen verstärken oder neu akzentuieren wird (vgl. ACH/
SIEP (390)).

– Fragen der Ethikberatung in verschiedenen Institutionen
und auf verschiedenen Ebenen. Dabei wird es um Inhalte,
Qualitätskriterien und Verantwortung gehen – nicht zuletzt in
der sogenannten klinischen Ethikberatung (vgl. STEINKAMP/
GORDIJN (394), ZENTRALE ETHIKKOMMISSION BEI DER BUN-
DESÄRZTEKAMMER (395)) oder in der Politikberatung (vgl.
FUCHS (391)).

Für alle diese alten, neueren und zukünftigen Probleme ist die
Beteiligung vieler Fachdisziplinen bei der Erarbeitung praktischer humaner Orientierungen unabdingbar. Zugleich aber
fallen die erforderlichen *Bewertungen* doch auch in den genui-
nen Zuständigkeitsbereich praktischer Philosophie. Philosophen, so möchte ich enden, sollten sich daher ermutigt sehen,
ihre eigene argumentative und diskursive Überzeugungskraft
in die metaethischen und normativen Medizinethik-Diskurse
einzubringen; Nicht-Philosophen hingegen sollten die Auseinandersetzung mit den theoretischen Unter- und Überbau-
ten medizinethischer Positionen nicht scheuen.

Literaturverzeichnis

Die nachfolgende Bibliographie listet in den – ihrerseits nicht ganz trennscharfen – Kategorien (A) bis (F) nur eine kleine Auswahl weiterführender Literatur. Anschließend folgen für die einzelnen Kapitel dieses Buches Angaben zu den Literaturverweisen im Text, soweit sie nicht bereits an vorgeordneter Stelle stehen. Zur besseren Auffindbarkeit sind die im Folgenden angeführten Arbeiten durchnummeriert; die entsprechenden Nummern finden sich auch in allen Literaturverweisen im Buchtext wieder.

(A) Nachschlagewerke und Lexika Medizinethik

(1) KORFF, W. (Hg.): *Lexikon der Bioethik.* 3 Bde. Gütersloh 1998.

(2) KUHSE, H./SINGER, P. (Hg.): *Bioethics. An Anthology.* Oxford 1999.

(3) KUHSE, H./SINGER P. (Hg.): *A Companion to Bioethics.* Oxford 2004 (repr.).

(4) POST, S. (Hg): *Encyclopedia of Bioethics.* 5 Bde. New York ³2004.

(5) RHODES, R./FRANCIS, L. P./SILVERS, S. (Hg.): *The Blackwell Guide to Medical Ethics.* Oxford 2007.

(6) STEINBOCK, B. (Hg.): *The Oxford Handbook of Bioethics.* Oxford 2007.

(7) WALTERS, L. (Hg.): *Bibliography of Bioethics.* 16 Bde. Washington DC 1975 ff.

(B) Kürzere Einführungen zur Medizinethik

(8) BRYANT, J. A./BAGGOTT LA VELLE, L./SEARLE, J. R.: *Introduction to Bioethics.* Chichester 2005.

(9) GLANNON, W.: *Biomedical Ethics.* New York u. a. 2005.

(10) HICK, C. (Hg.): *Klinische Ethik.* Heidelberg 2007.

(11) JONSEN, A. R.: *Bioethics beyond the Headlines. Who Lives? Who Dies? Who Decides?* Lanham, MD 2005.

(12) SCHRAMME, T.: *Bioethik.* Frankfurt a. M. 2002.

(13) WIESEMANN, C./BILLER-ANDORNO, N.: *Medizinethik für die neue AO.* Stuttgart 2005.

(14) WUKETITS, F. M.: *Bioethik. Eine kritische Einführung.* München 2006.

(C) (Umfassende) Monographien zur Medizinethik

(15) BEAUCHAMP, T. L./CHILDRESS, J. F.: *Principles of Biomedical Ethics.* New York/Oxford ⁵2001 (erheblich überarbeitete Aufl.).

(16) BRODY, H.: *The Healer's Power.* New Haven 1992.

(17) ENGELHARDT, H. T., Jr.: *The Foundations of Bioethics.* New York/Oxford ²1996.

(18) GOROVITZ, S.: *Doctor's Dilemmas. Moral Conflict and Medical Care.* New York 1982.

(19) VEATCH, R. M.: *Cross-Cultural Perspectives in Medical Ethics. Readings.* Sudbury, MA ²2000.

(20) VEATCH, R. M.: *The Patient As Partner. A Theory of Human Experimentation Ethics.* Bloomington ²1992.

(D) Aufsatzsammlungen, die Fragen der Medizinethik behandeln

(a) Anthologien (fast) zum ganzen Spektrum medizinethischer Fragestellungen

(21) BEAUCHAMP, T. L./WALTERS, L. (Hg.): *Contemporary Issues in Bioethics.* Belmont ³1989.

(22) DÜWELL, M./STEIGLEDER, K.: *Bioethik. Eine Einführung.* Frankfurt a. M. 2003.

(23) FULFORD, K. W. M./DICKENSON, D. L./MURRAY, T. H. (Hg.): *Health Care Ethics and Human Values.* Oxford 2002.

(24) GOROVITZ, S. et al. (Hg.): *Moral Problems in Medicine.* Englewood Cliffs ²1983.

(25) MAPPES, T. A./DEGRAZIA, D. (Hg.): *Biomedical Ethics.* New York ⁶2005.

(26) SHELP, E. E. (Hg.): *Theology and Bioethics. Exploring the Foundations and Frontiers.* Boston 1985.

(27) STEINBOCK, B./ARRAS, J. D./LONDON, A. J. (Hg.): *Ethical Issues in Modern Medicine.* Boston u. a. ⁶2003.

(28) VEATCH, R. M. (Hg.): *Medical Ethics*. Boston ²2000.
(29) WIESING, U. (Hg.): *Ethik in der Medizin. Ein Studienbuch*. Stuttgart ²2004.

(b) Arbeiten zu ausgewählten Themen

(30) BIRNBACHER, D.: *Bioethik zwischen Natur und Interesse*. Frankfurt a. M. 2006.
(31) CHILDRESS, J. F.: *Practical Reasoning in Bioethics*. Bloomington/Indianapolis 1997.
(32) GREEN, S. A./BLOCH, S. (Hg.): *An Anthology of Psychiatric Ethics*. Oxford 2006.
(33) HARE, R. M.: *Essays on Bioethics*. Oxford 1993.
(34) HOLMES, H. B./PURDY, L. M. (Hg.): *Feminist Perspectives in Medical Ethics*. Bloomington 1992.
(35) HONNEFELDER, L./RAGER, G. (Hg.): *Ärztliches Urteilen und Handeln. Zur Grundlegung einer medizinischen Ethik*. Frankfurt a. M./Leipzig 1994.
(36) ILLINGWORTH, P./PARMENT, W. E. (Hg.): *Ethical Health Care*. Upper Saddle River, NJ 2006.
(37) JONAS, H.: *Technik, Medizin und Ethik. Zur Praxis des Prinzips Verantwortung*. Frankfurt a. M. 1985.
(38) MAHOWALD, M. B.: *Bioethics and Women*. Oxford 2006.
(39) PATZIG, G.: *Angewandte Ethik. Gesammelte Schriften II*. Göttingen 1993.
(40) ROSNER, F./BLEICH, J. D. (Hg.): *Jewish Bioethics*. Hoboken, NJ ²2000.
(41) SCHULZ, S./STEIGLEDER, K./FANGERAU, H. (Hg.): *Geschichte, Theorie und Ethik der Medizin. Eine Einführung*. Frankfurt a. M. 2006.

(E) Fallsammlungen zur Medizinethik

(42) ASHCROFT, R. et al.: *Case Analysis in Clinical Ethics*. Cambridge 2005.
(43) BRODY, B. A./ENGELHARDT, H. T., Jr.: *Bioethics. Readings and Cases*. Englewood Cliffs 1987.
(44) CRIGGER, B. J.: *Cases in Bioethics. Selections from the Hastings Center Report*. Bedford ³1998.
(45) KUSHNER, K. T./THOMASMA, D. C.: *Ward Ethics. Dilemmas for Medical Students and Doctors in Training*. Cambridge 2001.

(46) PARKER, M./DICKENSON, D.: *The Cambridge Medical Ethics Workbook. Case Studies, Commentaries and Activities.* Cambridge 2001.
(47) PENCE, G. E.: *Classic Cases in Medical Ethics.* New York [4]2003.
(48) SNYDER, L.: *Ethical Choices. Case Studies for Medical Practice.* Philadelphia [2]2005.
(49) VEATCH, R. M./FRY, S. T.: *Case Studies in Nursing Ethics.* Philadelphia [2]2000.

(F) Einschlägige Fachzeitschriften und Online-Portale mit Schwerpunkt Medizinethik

The American Journal of Bioethics. Cambridge, MA: seit 2001.
Bioethics. Oxford: seit 1987.
Cambridge Quarterly of Healthcare Ethics. New York: seit 1992.
Ethik in der Medizin. Berlin/Heidelberg: seit 1989.
The Hastings Center Report. Hastings-on-Hudson: seit 1971.
Journal of Clinical Ethics. Frederick, MD: seit 1990.
Journal of Medical Ethics. London: seit 1975.
Journal of Medicine and Philosophy. Philadelphia: seit 1976.
Kennedy Institute of Ethics Journal. Baltimore: seit 1991.
Medicine, Health Care and Philosophy. Dordrecht: seit 1998.
Medizinrecht (MedR). München/Frankfurt a. M.: seit 1983.
Zeitschrift für medizinische Ethik. Wien: seit 1993 (vormals – seit 1955 – *Arzt und Christ. Wien*).

★

Bioethicsline. Vorwiegend englischsprachige Literatur, bes. USA, seit 1973.
Ethmed. Deutschsprachige Literatur.
Eurethnet. Französischsprachige Datenbank für europäische Literatur zur Bioethik.

Literatur zu den einzelnen Kapiteln

Kapitel 1: ›Moderne‹ Medizinethik

(50) ACH, J. S./RUNTENBERG, C.: *Bioethik: Disziplin und Diskurs. Zur Selbstaufklärung angewandter Ethik.* Frankfurt a. M./New York 2002.

(51) BAKER, R./McCULLOUGH, L.: *A History of Medical Ethics.* Cambridge 2007 (im Erscheinen).

(52) BECKER, L. C. (Hg.): *Encyclopedia of Ethics.* 3 Bde. New York ^{2}2001.

(53) BILLER-ANDORNO, N. et al.: Lehrziele »Medizinethik im Medizinstudium«. In: *Ethik in der Medizin* 15 (2003), S. 117–121.

(54) BIRNBACHER, D.: *Analytische Einführung in die Ethik.* Berlin/New York 2003.

(55) BRAUN, K.: *Menschenwürde und Biomedizin. Zum philosophischen Diskurs der Bioethik.* Frankfurt a. M. 2000.

(56) BRODY, B. A. (Hg.): The Role of Philosophy in Public Policy and Bioethics. In: *The Journal of Medicine and Philosophy* 15:4 (1990), S. 345 f.

(57) CHILDRESS, J. F./MESLIN, E. M./SHAPIRO, H. T. (Hg.): *Belmont Revisited. Ethical Principles for Research with Human Subjects.* Washington DC 2005.

(58) CLOUSER, K./KOPELMAN, L. M. (Hg.): Philosophical Critique of Bioethics. In: *The Journal of Medicine and Philosophy* 15:2 (1990), S. 121–236.

(59) CULVER, C. M. (Hg.): *Ethics at the Bedside.* Hanover, NH 1990.

(60) DÖRNER, K.: *Tödliches Mitleid. Zur Frage der Unerträglichkeit des Lebens.* Gütersloh 1990.

(61) EBBINGHAUS, A./DÖRNER, K. (Hg.): *Vernichten und Heilen. Der Nürnberger Ärzteprozeß und seine Folgen.* Berlin 2002.

(62) ENGELHARDT, T., Jr.: *Bioethics and Secular Humanism. The Search for a Common Morality.* London/Philadelphia 1991.

(63) FADEN, R. R./BEAUCHAMP, T. L.: *A History and Theory of Informed Consent.* Oxford 1986.

(64) FRANKENA, W. K.: *Ethics.* Englewood Cliffs ^{2}1988. (Deutsch: *Analytische Ethik. Eine Einführung.* München ^{5}1994.)

(65) GEHRING, P.: *Was ist Biomacht? Vom zweifelhaften Mehrwert des Lebens.* Frankfurt a. M. u. a. 2006.

(66) GERT, B./CULVER, C. M./CLOUSER, K. D.: *Bioethics. A Return to Fundamentals.* New York/Oxford 1997.

(67) GESANG, B. (Hg.): *Biomedizinische Ethik. Aufgaben, Methoden, Selbstverständnis.* Paderborn 2002.

(68) HEGSELMANN, R./MERKEL, R. (Hg.): *Zur Debatte über Euthanasie. Beiträge und Stellungnahmen.* Frankfurt a. M. 1991.

(69) HEISTER, E.: Ethik in der ärztlichen Ausbildung an den Hochschulen der Bundesrepublik Deutschland. In: *Ethik in der Medizin* 1 (1989), S. 13–23.

(70) HÖFFE, O.: *Sittlich-politische Diskurse. Philosophische Grundlagen. Politische Ethik. Biomedizinische Ethik.* Frankfurt a. M. 1981.

(71) HOERSTER, N.: *Abtreibung im säkularen Staat. Argumente gegen den § 218.* Frankfurt a. M. 1991.

(72) HOLMES, R. L.: The Limited Role of Analytic Ethics to the Problems of Bioethics. In: *The Journal of Medicine and Philosophy* 15 (1990), S. 143–160.

(73) JONES, J. H.: *Bad Blood. The Tuskegee Syphilis Experiment.* New York, neue erweiterte Aufl. 1993.

(74) JONSEN, A. R.: *The Birth of Bioethics.* Oxford 1998.

(75) KETTNER, M. (Hg.): *Angewandte Ethik als Politikum.* Frankfurt a. M. 2000.

(76) LAPUMA, J./SCHIEDERMAYER, D.: *Ethics Consultation. A Practical Guide.* Boston 1994.

(77) MACINTYRE, A.: Patients As Agents. In: *Philosophical Medical Ethics: Its Nature and Significance.* Hg. von S. F. Spicker/T. H. Engelhardt, Jr. Dordrecht 1977, S. 197–212.

(78) MACKIE, J. L.: *Ethics. Inventing Right and Wrong.* Harmondsworth (repr.) 1990. (Deutsch: *Ethik. Auf der Suche nach dem Richtigen und Falschen.* Stuttgart 3., durchges. und verb. Aufl. 1983.)

(79) MITSCHERLICH, A./MIELKE, F. (Hg.): *Medizin ohne Menschlichkeit. Dokumente des Nürnberger Ärzteprozesses.* Frankfurt a. M. 16., durchges. Neuausg. 2004.

(80) NATIONAL COMMISSION FOR THE PROTECTION OF HUMAN SUBJECTS OF BIOMEDICAL AND BEHAVIORAL RESEARCH: *The Belmont Report. Ethical Principles and Guidelines for the Protection of Human Subjects of Research.* 3 Bde. Washington DC 1978.

(81) PRESIDENT'S COMMISSION FOR THE STUDY OF ETHICAL PROBLEMS IN MEDICINE AND BIOMEDICAL AND BEHAVIORAL RESEARCH: *Compensation for Research Injuries* (2 Bde.); *Deciding to Forgo Life-Sustaining Treatment; Defining Death; Implementing Human Research Regulations; Making Health Care Decisions* (3 Bde.); *Protectory Human Subjects; Screening and Counseling for Genetic Conditions; Securing Access to Health Care* (3 Bde.);

Splicing Life; *Whistle Blowing in Biomedical Research*; *Summing Up*. Washington DC 1981 ff.

(82) RAVEN, U.: *Professionelle Sozialisation und Moralentwicklung. Zum Berufsethos von Medizinern*. Wiesbaden 1989.

(83) REICH, W. T.: The Word »Bioethics«: The Struggle over Its Earliest Meanings. In: *Kennedy Institute of Ethics Journal* 5 (1995), S. 19–34.

(84) REISER, S. J./DYCK, A. J./CURRAN, W. J. (Hg.): *Ethics in Medicine. Historical Perspectives and Contemporary Concerns*. Cambridge/London 1978.

(85) SCHÖNE-SEIFERT, B./RIPPE, K.-P.: Silencing the Singer: Antibioethics in Germany. In: *Hastings Center Report* 21 (1991), S. 20–27.

(86) SCHMID, W.: *Philosophie der Lebenskunst*. Frankfurt a. M. ⁸2001.

(87) SELF, D. J./OLIVAREZ, M./BALDWIN, D. C., Jr.: Clarifying the Relationship of Medical Education and Moral Development. In: *Academic Medicine* 73:5 (1998), S. 517–520.

(88) SIEGLER, M.: Clinical Ethics and Clinical Medicine. In: *Archives of Internal Medicine* 139 (1979), S. 914–915.

(89) TOULMIN, S.: How Medicine Saved the Life of Ethics. In: *Perspectives in Biology and Medicine* 25 (1982), S. 736–750.

(90) TÖPFER, F./WIESING, U.: Das britische core curriculum in Medizinethik und Medizinrecht – ein Vorbild für Deutschland? In: *Zeitschrift für medizinische Ethik* 47 (2001), S. 421–432.

(91) TUGENDHAT, E.: *Vorlesungen über Ethik*. Frankfurt a. M. 2003 (Sonderausgabe).

(92) VIETH, A.: *Einführung in die Angewandte Ethik*. Darmstadt 2006.

(93) WELTÄRZTEBUND: *Deklaration von Helsinki*. http://www.wma.net/e/policy/b3.htm (Zugriff 31.05.2007).

(94) WIKLER, D./BARONDESS, J.: Bioethics and Anti-Bioethics in Light of Nazi Medicine: What Must We Remember? In: *Kennedy Institute of Ethics Journal* 3 (1993), S. 39–57.

(95) ZANER, R. M.: *Ethics and the Clinical Encounter*. Englewood Cliffs 1988.

Kapitel 2: Medizinethik: Metaethische Fragen

(96) ARRAS, J. D.: The Way We Reason Now: Reflective Equi-
      librium in Bioethics. In: Steinbock (6), S. 46–71.

(97) BAKER, R./McCULLOUGH, L.: Medical Ethics' Appropria-
      tion of Moral Philosophy: The Case of the Sympathetic and
      the Unsympathetic Physician. In: *Kennedy Institute of Ethics
      Journal* 17 (2007), S. 3–22.

(98) BAYERTZ, K.: Praktische Philosophie als angewandte Ethik.
      In: *Praktische Philosophie. Grundorientierungen angewandter
      Ethik*. Hg. von K. Bayertz. Reinbek 1991, S. 7–47.

(99) BEAUCHAMP, T. L.: A Defense of the Common Morality. In:
      Kennedy Institute of Ethics Journal 13 (2003), S. 259–274.

(100) BEAUCHAMP, T. L.: History and Theory in »Applied Ethics«.
      In: *Kennedy Institute of Ethics Journal* 17 (2007), S. 54–64.

(101) CHILDRESS, J. F.: Methods in Bioethics. In: Steinbock (6),
      S. 15–45.

(102) CLOUSER, K. D./GERT, B.: A Critique of Principlism. In: *The
      Journal of Medicine and Philosophy* 15 (1990), S. 219–336.

(103) DANIELS, N.: *Justice and Justification. Reflective Equilibrium in
      Theory and Practice*. New York 1996.

(104) DEGRAZIA, D.: Common Morality, Coherence, and the
      Principles of Biomedical Ethics. In: *Kennedy Institute of Ethics
      Journal* 13 (2003), S. 219–230.

(105) JONSEN, A. R./TOULMIN, S.: *The Abuse of Casuistry. A History
      of Moral Reasoning*. Berkeley 1988.

(106) KYMLICKA, W.: Moral Philosophy and Public Policy. In: *Bio-
      ethics* 7 (1993), S. 1–26.

(107) LUSTIG, A. B. et al. (Hg.): *Bioethics Yearbook* Bd. 4: *Regional
      Developments – 1992–93*. Dordrecht 1994.

(108) MCGEE, G. (Hg.): *Pragmatic Bioethics*. Cambridge [2]2003.

(109) NELSON, H. L. (Hg.): *Stories and Their Limits. Narrative Ap-
      proaches to Bioethics*. New York 1997.

(110) NIDA-RÜMELIN, J.: Theoretische und angewandte Ethik. In:
      Ders. (Hg.): *Angewandte Ethik. Die Bereichsethiken und ihre
      theoretische Fundierung*. Stuttgart [2]2005, S. 3–87.

(111) O'NEILL, O.: *Autonomy and Trust in Bioethics*. Cambridge
      2002.

(112) RAUPRICH, O. (Hg.): *Prinzipienethik in der Biomedizin. Moral-
      philosophie und medizinische Praxis*. Frankfurt a. M. 2005.

(113) RAWLS, J.: *A Theory of Justice*. Cambridge 1971. (Deutsch: *Eine Theorie der Gerechtigkeit*. Frankfurt a. M. 1975.)

(114) RICHARDSON, H. S.: Specifying, Balancing, and Interpreting Bioethical Principles. In: *Journal of Medicine and Philosophy* 25 (2000), S. 285–307.

(115) SIEP, L.: *Konkrete Ethik. Grundlagen der Natur- und Kulturethik*. Frankfurt a. M. 2004.

(116) SINGER, P.: *Practical Ethics*. Cambridge 1980.

(117) TANNSJÖ, T.: *Understanding Ethics. An Introduction to Moral Theory*. Edinburgh 2002.

(118) TOULMIN, S.: The Tyranny of Principles. In: *Hastings Center Report* 11 (1981), S. 31–39.

Kapitel 3: Normative Grundfragen

(119) ACH, J. S.: Embryonen, Marsmenschen und Löwen: Zur Ethik der Abtreibung. In: Ach, J. S./Gaidt, A. (Hg.): *Herausforderung der Bioethik*. Stuttgart-Bad Cannstatt 1993, S. 71–136.

(120) BARTRAM, C. R. et al.: *Humangenetische Diagnostik. Wissenschaftliche Grundlagen und gesellschaftliche Konsequenzen*. Berlin/New York 2000.

(121) BAYERTZ, K.: *Die menschliche Natur. Welchen und wie viel Wert hat sie?* Paderborn 2004.

(122) BEAUCHAMP, T. L.: The Failure of Theories of Personhood. In: *Kennedy Institute of Ethics Journal* 9 (1999), S. 309–324.

(123) BIRNBACHER, D.: Utilitaristische Ethik und Tötungsverbot. In: *Analyse und Kritik* 2 (1990), S. 205–218.

(124) BIRNBACHER, D.: *Tun und Unterlassen*. Stuttgart 1995.

(125) BIRNBACHER, D.: Selektion von Nachkommen. Ethische Aspekte. In: *Die Zukunft des Wissens. XVIII. Deutscher Kongress für Philosophie 1999*. Hg. von J. Mittelstraß. Berlin 2000, S. 457–471.

(126) BIRNBACHER, D.: Hilft der Personenbegriff bei der Lösung bioethischer Fragestellungen? In: *Menschenleben – Menschenwürde*. Hg. von W. Schweidler/H. A. Neumann/E. Brysch. Münster 2003, S. 31–43.

(127) BOK, S.: *Lying. Moral Choice in Public and Private Life*. New York 1978.

(128) BROCK, D. W.: Advance Directives: What Is It Reasonable to Expect from Them? In: *The Journal of Clinical Ethics* 5 (1994), S. 57–60.

(129) BROCK, D. W./WARTMAN, S. A.: When Competent Patients Make Irrational Choices. In: *New England Journal of Medicine* 322 (1990), S. 1595–1599.

(130) BRODY, B. A./HALEVY, A.: Is Futility a Futile Concept? In: *The Journal of Medicine and Philosophy* 20 (1995), S. 123–144.

(131) BUCHANAN, A./BROCK, D.: *Deciding for Others. The Ethics of Surrogate Decision Making.* Cambridge 1989.

(132) BUNDESÄRZTEKAMMER: Richtlinien zur prädiktiven genetischen Diagnostik. In: *Deutsches Ärzteblatt* 100 (2003), S. A1297–A1305.

(133) BUNDESÄRZTEKAMMER: Grundsätze zur ärztlichen Sterbebegleitung. In: *Deutsches Ärzteblatt* 101 (2004), S. 1298 f.

(134) CALLAHAN, D.: *What Kind of Life. The Limits of Medical Progress.* New York 1991.

(135) CHILDRESS, J. F.: *Who Should Decide? Paternalism in Health Care.* New York 1982.

(136) CHRISTMAN, J.: Autonomy and Personal History. In: *Canadian Journal of Philosophy* 23 (1991), S. 1–24.

(137) CHRISTOPH, F./ILLIGER, H. (Hg.): *Notwehr. Gegen die neue Euthanasie.* Neumünster 1993.

(138) CULVER, C. M./GERT, B.: *Philosophy and Medicine. Conceptual and Ethical Issues in Medicine and Psychiatry.* Oxford 1982.

(139) DAVIS, J. K.: The Concept of Precedent Autonomy. In: *Bioethics* 16 (2002), S. 114–133.

(140) DICHGANS, J.: Zur Aufklärung von Kranken und Sterbenden. In: Honnefelder/Rager (35), S. 193–213.

(141) DWORKIN, G.: Acting Freely. In: *Nous* 4 (1970), S. 367–383.

(142) DWORKIN, R.: *Life's Dominion. An Argument about Abortion, Euthanasia, and Individual Freedom.* New York 1993. (Deutsch: *Die Grenzen des Lebens. Abtreibung, Euthanasie und persönliche Freiheit.* Reinbek bei Hamburg 1994.)

(143) EINBECKER EMPFEHLUNGEN DER DEUTSCHEN GESELLSCHAFT FÜR MEDIZINRECHT (revidierte Fassung). In: *Ethik in der Medizin* 4 (1992), S. 103 f.

(144) ENQUETE-KOMMISSION ETHIK UND RECHT DER MODERNEN MEDIZIN: *Zwischenbericht Patientenverfügungen.* Berlin 2005.

(145) Eser, A.: Möglichkeiten und Grenzen der Sterbehilfe aus der Sicht eines Juristen. In: Jens/Küng (271), S. 151–182.

(146) Fagerlin, A./Schneider, C. E.: Enough. The Failure of the Living Will. In: *Hastings Center Report* 34 (2004), S. 30–42.

(147) Feinberg, J.: Legal Paternalism. In: *Canadian Journal of Philosophy* 1 (1971), S. 105–124.

(148) Feinberg, J.: *Harm to Self.* New York 1986.

(149) Frankfurt, H. G.: Freedom of the Will and the Concept of a Person. In: *The Journal of Philosophy* 68 (1971), S. 5–20.

(150) Grewel, H.: Zwischen Mitleid, Mord und Menschlichkeit – Wider das Mißverständnis der Humanität in der neuen Euthanasiebewegung. In: Student (191), S. 66–89.

(151) Grisso, T./Appelbaum, P. S.: *Assessing Competence to Consent to Treatment.* New York/Oxford 1998.

(152) Guckes, B.: *Das Argument von der schiefen Ebene und seine Verwendung in den Diskussionen über Abtreibung und Sterbehilfe.* München/Jena 1997.

(153) Harris, J.: *The Value of Life. An Introduction to Medical Ethics.* London/New York 1985.

(154) Hastings Center: *Guidelines on the Termination of Life-Sustaining Treatment and the Care of the Dying.* Bloomington 1987.

(155) Hegselmann, R.: Moralische Aufklärung, moralische Integrität und die schiefe Bahn. In: Hegselmann/Merkel (68), S. 197–226.

(156) Held, V.: *The Ethics of Care. Personal, Political, and Global.* Oxford u. a. 2006.

(157) Helmchen, H.: »Lebensqualität« als Bewertungskriterium in der Psychiatrie. In: Schölmerich/Thews (184), S. 93–112.

(158) Jennings, B.: Autonomy. In: Steinbock (6), S. 72–89.

(159) Kinsauer Manifest: In: Rest, F.: *Das kontrollierte Töten.* Gütersloh 1992, S. 171–176.

(160) Kopelman, L. M.: Conceptual and Moral Disputes about Futile and Useful Treatments. In: Special issue of *The Journal of Medicine and Philosophy* 20 (1995), S. 109–121.

(161) Kuhse, H.: *The Sanctity-of-Life Doctrine in Medicine. A Critique.* Oxford 1987.

(162) Kuhse, H./Singer, P.: *Should the Baby Live? The Problem of Handicapped Infants.* Oxford 1985. (Deutsch: *Muß dieses Kind am Leben bleiben?* Erlangen 1993.)

(163) KUTZER, K.: Das Recht auf den eigenen Tod. In: Student (191), S. 44–65.

(164) LADD, J. (Hg.): *Ethical Issues Relating to Life and Death*. Oxford 1979.

(165) LAMB, D.: *Down the Slippery Slope. Arguing in Applied Ethics*. London 1988.

(166) LAUFS, A.: *Arztrecht*. 5., verb. und erw. Aufl. München 1993.

(167) LEIST, A. (Hg.): *Um Leben und Tod. Moralische Probleme bei Abtreibung, künstlicher Befruchtung, Euthanasie und Selbstmord.* Frankfurt a. M. 1990.

(168) LEIST, A.: *Eine Frage des Lebens. Ethik der Abtreibung und der künstlichen Befruchtung.* Frankfurt a. M. 1990.

(169) LIPP, V.: *Patientenverfügung und Lebensschutz – Zur Diskussion um eine gesetzliche Regelung der »Sterbehilfe«.* Göttingen 2005.

(170) MAY, A. T.: *Autonomie und Fremdbestimmung bei medizinischen Entscheidungen für Nichteinwilligungsfähige.* Münster 2001.

(171) MERKEL, R.: Personale Identität und die Grenzen strafrechtlicher Zurechnungsfähigkeit. In: *Juristenzeitung* 10 (1999), S. 502–511.

(172) NATIONALER ETHIKRAT: *Patientenverfügung – Ein Instrument der Selbstbestimmung. Stellungnahme.* Berlin 2005.

(173) NATIONALER ETHIKRAT: *Prädiktive Gesundheitsinformationen bei Einstellungsuntersuchungen. Stellungnahme.* Berlin 2005.

(174) NATIONALER ETHIKRAT: *Selbstbestimmung und Fürsorge am Lebensende. Stellungnahme.* Berlin 2006.

(175) NATIONALER ETHIKRAT: *Prädiktive Gesundheitsinformationen beim Abschluss von Versicherungen. Stellungnahme.* Berlin 2007.

(176) PARENS, E./ASCH, A. (Hg.): *Prenatal Testing and Disability Rights.* Washington DC 2000.

(177) PELLEGRINO, E. D./THOMASMA, D. C.: *For the Patient's Good. The Restoration of Beneficence in Health Care.* New York 1988.

(178) QUANTE, M.: *Personales Leben und menschlicher Tod. Personale Identität als Prinzip der biomedizinischen Ethik.* Frankfurt a. M. 2002.

(179) RACHELS, J.: *The End of Life. Euthanasia and Morality.* Oxford 1986.

(180) RASPE, H.-H.: Zur Theorie und Messung der »Lebensqualität« in der Medizin. In: Schölmerich/Thews (184), S. 23–40.

(181) SARTORIUS, R. (Hg.): *Paternalism.* Minneapolis 1983.

(182) SCHINDELE, E. (Hg.): *Gläserne Gebär-Mutter. Vorgeburtliche Diagnostik – Fluch oder Segen.* Frankfurt a. M. 1990.

(183) SCHÖCH, H.: Beendigung lebenserhaltender Maßnahmen – Zugleich eine Besprechung der Sterbehilfeentscheidung des BGH vom 13. 9. 1994. In: *Neue Zeitschrift für Strafrecht* 15 (1995), S. 153–157.

(184) SCHÖLMERICH, P./THEWS, G. (Hg.): *Lebensqualität als Bewertungskriterium in der Medizin.* Stuttgart/New York 1990.

(185) SCHÖNE-SEIFERT, B./KRÜGER, L. (Hg.): *Humangenetik. Ethische Probleme der Beratung, Diagnostik und Forschung.* Stuttgart/New York 1993.

(186) SCHWEIZERISCHE AKADEMIE DER MEDIZINISCHEN WISSENSCHAFTEN: *Betreuung von Patientinnen und Patienten am Lebensende. Medizinisch-ethische Richtlinien 2004*, www.samw.ch.

(187) SHERWIN, S.: *No Longer Patient. Feminist Ethics & Health Care.* Philadelphia 1992.

(188) SINGER, P./KUHSE, H.: Bioethics and the Limits of Tolerance. In: *The Journal of Medicine and Philosophy* 19 (1994), S. 129–145.

(189) SPAEMANN, R.: Sind alle Menschen Personen? Über neue philosophische Rechtfertigungen der Lebensvernichtung. In: Thomas, H. (Hg): *Menschlichkeit in der Medizin.* Köln 1993, S. 261–278.

(190) STÖSSEL, J.-P. (Hg.): *Tüchtig oder tot. Die Entsorgung des Leidens.* Freiburg/Basel/Wien 1991.

(191) STUDENT, J.-C. (Hg.): *Das Recht auf den eigenen Tod.* Düsseldorf 1993.

(192) TANNSJÖ, T.: *Coercive Care. The Ethics of Choice in Health and Medicine.* New York 1999.

(193) TOOLEY, M.: *Abortion and Infanticide.* Oxford 1983.

(194) VEATCH, R. M.: Foregoing Life-Sustaining Treatment: Limits to the Consensus. In: *Kennedy Institute of Ethics Journal* 3 (1993), S. 1–20.

(195) WEAR, S.: Patient Freedom and Competence in Health Care. In: Cutter, M. A. G./Shelp, E. E. (Hg.): *Competency. A Study of Informal Competency Determinations in Primary Care.* Dordrecht 1991, S. 227–236.

(196) WEAR, S.: *Informed Consent. Patient Autonomy and Physician Beneficence within Clinical Medicine.* Dordrecht 1993.

(197) WIESING, U.: *Zur Verantwortung des Arztes.* Stuttgart-Bad Cannstatt 1995.

(198) WOLF, J.-C.: Aktive und passive Euthanasie. In: *Archiv für Rechts- und Sozialphilosophie* 79 (1993), S. 393–415.

(199) WOLF, J.-C.: Der intendierte Tod. In: Holderegger (269), S. 77–97.

(200) WULFF, H. R.: The Inherent Paternalism in Clinical Practice. In: *The Journal of Medicine and Philosophy* 20 (1995), S. 299–311.

(201) YOUNGNER, S. J.: Medical Futility. In: Post (4), S. 1718–1721.

Kapitel 4: Zum ärztlichen Umgang mit Kranken (und Gesunden)

(202) ACH, J. S./POLLMANN, A. (Hg.): *No body is perfect. Baumaßnahmen am menschlichen Körper. Bioethische und ästhetische Aufrisse.* Bielefeld 2006.

(203) BOCKENHEIMER-LUCIUS, G.: Die »Bioethik-Konvention« – Entwicklung und gegenwärtiger Stand der Kontroverse. In: *Zeitschrift für Ethik in der Medizin* 7 (1995), S. 146–153.

(204) BUCHANAN , A. et al.: *From Chance to Choice. Genetics and Justice.* Cambridge 2000.

(205) BUNDESÄRZTEKAMMER: Empfehlungen zur Patientenaufklärung. In: *Deutsches Ärzteblatt* 87 (1990), S. 940–942.

(206) COULEHAN, J./WILLIAMS, P. C.: Conflicting Professional Values in Medical Education. In: *Cambridge Quarterly of Healthcare Ethics* 12 (2003), S. 7–20.

(207) DEGRAZIA, D.: *Human Identity and Bioethics.* Cambridge u. a. 2005.

(208) DEUTSCHE FORSCHUNGSGEMEINSCHAFT: *Stellungnahme: Prädiktive genetische Diagnostik.* Bonn 2003.

(209) ELGER, B.: Ethik im klinischen Alltag: das Beispiel der Prognoseaufklärung. In: *Medizinische Klinik* 97 (2002), S. 533–540.

(210) ELIAS, N.: *Über die Einsamkeit der Sterbenden in unseren Tagen.* Frankfurt a. M. 1982.

(211) EMANUEL, E. J./EMANUEL, L. L.: Four Models of the Physician-Patient Relationship. In: *Journal of the American Medical Association* 267 (1992), S. 2221–2226. (Deutsch in Auszügen, in: Wiesing (29), S. 101–104.)

(212) EMANUEL, E. J./STEINER, D.: Institutional Conflict of Interest. In: *New England Journal of Medicine* 322 (1995), S. 262–267.

(213) EUROPÄISCHE KOMMISSION: *25 Empfehlungen zu den ethischen, rechtlichen und sozialen Fragen von Gentests.* Brüssel 2004.

(214) FUCHS, M. et al.: *Enhancement: die ethische Diskussion über biomedizinische Verbesserungen des Menschen. DRZE-Sachstandsbericht.* Bonn 2002.

(215) GLASER, B. G./STRAUSS, A. L.: *Awareness of Dying.* Chicago ⁸1975.

(216) GLOVER, J.: *Choosing Children. Genes, Disability, and Design.* Oxford u. a. 2006.

(217) HABERMAS, J.: *Die Zukunft der menschlichen Natur. Auf dem Weg zu einer liberalen Eugenik?* Frankfurt a. M. 2001.

(218) HELMCHEN, H./LAUTER, H.: *Dürfen Ärzte mit Demenzkranken forschen?* Stuttgart 1995.

(219) KATZ, J. (Hg.): *Experimentation with Human Beings. The Authority of the Investigator, Subject, Professions, and State in the Human Experimentation Process.* New York 1972.

(220) KATZ, J.: *The Silent World of Doctor and Patient.* New York 1984.

(221) KRAMER, P. D.: *Listening to Prozac. A Psychiatrist Explores Antidepressant Drugs and the Remaking of the Self.* New York 1993.

(222) LENK, C.: *Therapie und Enhancement. Ziele und Grenzen der modernen Medizin.* Münster 2002.

(223) LONDON, A. J.: Clinical Equipoise. Foundational Requirement or Fundamental Error. In: Steinbock (6), S. 571–596.

(224) MERKEL, R. et al.: *Intervening in the Brain. Changing Psyche and Society.* Berlin u. a. 2007.

(225) MILES, S. H.: On a New Charter to Defend Medical Professionalism: Whose Professionalism Is It Anyway? *Hastings Center Report* 32:3 (2002), S. 46–48.

(226) MURRAY, T. H.: Enhancement. In: Steinbock (6), S. 491–515.

(227) NULAND, S. B.: *Wie wir sterben. Ein Ende in Würde?* München 1994.

(228) PARENS, E. (Hg.): *Enhancing Human Traits. Ethical and Social Implications.* Washington DC 1998.

(229) PERLETH, M./ANTES, G. (Hg.): *Evidenz-basierte Medizin.* München ³2002.

(230) PRESIDENT'S COUNCIL ON BIOETHICS: *Beyond Therapy. Biotechnology and the Pursuit of Happiness.* Washington DC 2004.

(231) RASPE, H.-H.: *Aufklärung und Information im Krankenhaus. Medizinsoziologische Untersuchungen.* Göttingen 1983.

(232) SCHLEIM, S./WALTER, H.: Cognitive Enhancement. Fakten und Mythen. In: *Nervenheilkunde* 26 (2007), S. 83–87.

(233) SCHÖNE-SEIFERT, B.: Von der Medizin zur Humantechnologie? Ärztliches Handeln zwischen medizinischer Indikation und Patientenwunsch. In: *Biopolitik* (= *Leviathan* Sonderheft 23). Hg. von W. van den Daele. Wiesbaden 2005, S. 179–199.

(234) SCHÖNE-SEIFERT, B.: Pillen-Glück statt Psycho-Arbeit: was wäre dagegen einzuwenden? In: Ach/Pollmann (202), S. 279–291.

(235) SMITH ILTIS, A. (Hg.): *Research Ethics.* New York u. a. 2006.

(236) TAUPITZ, J.: *Biomedizinische Forschung zwischen Freiheit und Verantwortung. Der Entwurf eines Zusatzprotokolls über biomedizinische Forschung zum Menschenrechtsübereinkommen zur Biomedizin des Europarates.* Berlin/New York 2002.

(237) THOMPSON, A. K./CHADWICK, R. F. (Hg.): *Genetic Information. Acquisition, Access, and Control.* New York 1999.

(238) TOELLNER, R.: Problemgeschichte: Entstehung der Ethikkommissionen. In: Ders. (Hg.): *Die Ethik-Kommission in der Medizin.* Stuttgart/New York 1990, S. 3–18.

(239) VAN DEN DAELE, W./MÜLLER-SALOMON, H.: *Die Kontrolle der Forschung am Menschen durch Ethikkommissionen.* Stuttgart 1990.

(240) WEAR, D.: The Professionalism Movement: Can We Pause? In: *American Journal of Bioethics* 4 (2004), S. 1–10.

(241) WIESING, U. (Hg.): *Die Ethikkommissionen. Neuere Entwicklungen und Richtlinien.* Köln 2003.

(242) WOLFF, H. P.: *Arzt und Patient. Medizin und Ethik.* Stuttgart 1989.

(243) ZENTRALE ETHIKKOMMISSION BEI DER BUNDESÄRZTEKAMMER: Forschung mit Minderjährigen. In: *Deutsches Ärzteblatt* 101 (2004), S. A613–617.

(244) ZIELINSKI, H. R. (Hg.): *Prüfsteine medizinischer Ethik VIII.* Grevenbroich 1986.

Kapitel 5: Zum Umgang mit Sterben und Tod

(245) BACK, A. L. et al.: Clinician-Patient Interactions about Requests for Physician-Assisted Suicide. A Patient and Family View. In: *Archives of Internal Medicine* 162 (2002), S. 1257–1265.

(246) BASTIAN, T. (Hg.): *Denken – Schreiben – Töten. Zur neuen »Euthanasie«-Debatte und zur Philosophie Peter Singers.* Stuttgart 1990.

(247) BATTIN, M. P.: *The Least Worst Death.* New York/Oxford 1994.

(248) BAUMANN, J. et al.: *Alternativentwurf eines Gesetzes über Sterbehilfe.* Stuttgart/New York 1986.

(249) BEAUCHAMP, T. L.: A Reply to Rachels on Active and Passive Euthanasia. In: Beauchamp/Walters (21) 1985, S. 316–373 (Nachdruck).

(250) BEAUCHAMP, T. L.: Introduction. In: Ders. (Hg).: *Intending Death. The Ethics of Assisted Suicide and Euthanasia.* New Jersey 1996, S. 1–22.

(251) BEECHER, H. K. et al.: A Definition of Irreversible Coma. Report of the Ad Hoc Committee of the Harvard Medical School to Examine the Definition of Brain Death. In: *Journal of the American Medical Association* 205 (1968), S. 337–340.

(252) BERNAT, J. L.: How Much of the Brain Must Die in Brain Death? In: *The Journal of Clinical Ethics* 3 (1992), S. 21–26.

(253) BIRNBACHER, D.: Selbstmord und Selbstmordverhütung aus ethischer Sicht. In: Leist (167), S. 395–422.

(254) BIRNBACHER, D.: Definitionen, Kriterien, Desiderate. In: *Universitas* 50 (1995), S. 343–356.

(255) BOSHARDT, G./BÄR, W.: Open Regulation and Practice in Assisted Dying. In: *Swiss Medical Weekly* 132 (2002), S. 527–534.

(256) BROCK, D. W.: *Life and Death. Philosophical Essays in Biomedical Ethics.* Cambridge/New York 1993, Nachdr. 2001.

(257) BROCK, D. W.: A Critique of Three Objections to Physician-Assisted Suicide. In: *Ethics* 109 (1999), S. 519–547.

(258) BUNDESÄRZTEKAMMER: Richtlinien zur Feststellung des Hirntodes – Dritte Fortschreibung 1997 mit Ergänzungen gemäß Transplantationsgesetz (TPG). In: *Deutsches Ärzteblatt* 95 (1998), S. A1861–1868 (Fortschreibung seit 1982).

(259) BUNDESÄRZTEKAMMER: Der endgültige Ausfall der gesamten Hirnfunktion (»Hirntod«) als sicheres Todeszeichen – Stellungnahme des Wissenschaftlichen Beirats der Bundesärztekammer. In: *Deutsches Ärzteblatt* 90 (1993), S. 1975–1977.

(260) CAVANAUGH, T. A.: *Double-Effect Reasoning. Doing Good and Avoiding Evil.* Oxford u. a. 2006.

(261) DEUTSCHE GESELLSCHAFT FÜR CHIRURGIE: Kriterium des Todes. In: *Deutsches Ärzteblatt* 19 (1968), S. 1113 f.

(262) DOBSCHA, S. K. u. a.: Oregon Physicians' Responses to Requests for Assisted Suicide: A Qualitative Study. In: *Journal of Palliative Medicine* 3 (2004), S. 451–461.

(263) FITZPATRICK, W.: Acts, Intentions, and Moral Permissibility: in Defence of the Doctrine of Double Effect. In: *Analysis* 63 (2003), S. 317–321.

(264) FUCHS, M.: *Sterbehilfe und selbstbestimmtes Sterben. Zur Diskussion in Mittel- und Westeuropa, den USA und Australien.* Sankt Augustin/Berlin 2006.

(265) HALEVY, A./BRODY, B.: Brain Death: Reconciling Definitions, Criteria and Tests. In: *Annals of Internal Medicine* 119 (1993), S. 519–525.

(266) HOERSTER, N.: *Sterbehilfe im säkularen Staat.* Frankfurt a. M. 1998.

(267) HOFF, J./IN DER SCHMITTEN, J.: Kritik der »Hirntod«-Konzeption. Plädoyer für ein menschenwürdiges Todeskriterium. In: Dies. (268), S. 153–252.

(268) HOFF, J./IN DER SCHMITTEN, J. (Hg.): *Wann ist der Mensch tot? Organverpflanzung und Hirntodkriterium.* Reinbek ²1995.

(269) HOLDEREGGER, A. (Hg.): *Das medizinisch assistierte Sterben. Zur Sterbehilfe aus medizinischer, ethischer, juristischer und theologischer Sicht.* Freiburg 1999.

(270) HUBER, W.: Organtransplantation, Hirntod und Menschenbild. In: Hoff/In der Schmitten (268), S. 462–476.

(271) JENS, W./KÜNG, H.: *Menschenwürdig Sterben. Ein Plädoyer für Selbstverantwortung.* München 1995.

(272) JONAS, H.: Against the Stream: Comments on the Definition and Redefinition of Death. In: Ders.: *Philosophical Essays.* Englewood Cliffs 1974, S. 132–140. (Deutsch: Gehirntod und menschliche Organbank: Zur pragmatischen Umdefinierung des Todes. In: Jonas (37), S. 219–241.)

(273) KUITERT, H. M.: *Der gewünschte Tod. Euthanasie und humanes Sterben*. Gütersloh 1991.

(274) LYNN, J. (Hg.): *By no Extraordinary Means. The Choice to Forego Life-Sustaining Food and Water*. Bloomington 1986.

(275) MCCORMICK, R. A./RAMSEY, P. (Hg.): *Doing Evil to Achieve Good*. Chicago 1978.

(276) MCMAHAN, J.: An Alternative to Brain Death. In: *Journal of Law, Medicine & Ethics* 34 (2006), S. 44–48.

(277) MERKEL, R.: Teilnahme an Suizid – Tötung auf Verlangen – Euthanasie. Fragen an die Strafrechtsdogmatik. In: Hegselmann/Merkel (68), S. 71–127.

(278) MERKEL, R.: *Früheuthanasie. Rechtsethische und strafrechtliche Grundlagen ärztlicher Entscheidungen über Leben und Tod in der Neonatalmedizin*. Baden–Baden 2001.

(279) PERNICK, M. S.: Back from the Grave: Recurring Controversies over Defining and Diagnosing Death in History. In: Zaner (302), S. 17–74.

(280) PIJNENBORG, L.: *End-of-Life Decisions in Dutch Medical Practice*. Den Haag 1995.

(281) POHLMEIER, H.: Wann wird Selbstmordverhütung notwendig? In: Ders. (Hg.): *Selbstmordverhütung – Anmaßung oder Verpflichtung?* Bonn/Düsseldorf ²1994, S. 29–52.

(282) OREGON DEPARTMENT OF HUMAN SERVICES: *Seventh Annual Report on Oregon's Death with Dignity Act*, 2005. http://egov.oregon.gov/DHS/ph/pas/docs/ywar7.pdf.

(283) RACHELS, J.: Active and Passive Euthanasia. In: *New England Journal of Medicine* 292 (1975), S. 78–80. (Dt.: Aktive und passive Sterbehilfe. In: Sass, H.-M. (Hg.): *Medizin und Ethik*. Stuttgart 1989, S. 254–264.)

(284) RAT DER EVANGELISCHEN KIRCHEN IN DEUTSCHLAND UND DER DEUTSCHEN BISCHOFSKONFERENZ: *Gemeinsame Erklärung: Gott ist ein Freund des Lebens – Herausforderungen und Aufgaben beim Schutz des Lebens*. Trier 1989.

(285) SAHM, S.: *Sterbebegleitung und Patientenverfügung. Ärztliches Handeln an den Grenzen von Ethik und Recht*. Frankfurt a. M. 2006.

(286) SCHÖCH, H. (Hg.): *Gibt es ein Recht auf einen würdigen Tod?* Hofgeismar 1987.

(287) SCHÖCH, H. et al.: Alternativ-Entwurf Sterbebegleitung. In: *Goltdammer's Archiv für Strafrecht* 152 (2005), S. 553–586.

(288) Schöne-Seifert, B.: Vernunft und Unvernunft im Streit um den Hirntod. In: Hoff/In der Schmitten (268), S. 477–485.

(289) Schöne-Seifert, B.: Die Grenzen zwischen Töten und Sterbenlassen. In: Honnefelder, L./Streffer, C. (Hg.): *Jahrbuch des Instituts für Wissenschaft und Ethik*, Berlin/New York 1997, S. 205–226.

(290) Schöne-Seifert, B.: Defining Death in Germany. Brain Death and Its Discontents. In: Youngner/Arnold/Schapiro (301), S. 399–422.

(291) Schöne-Seifert, B.: Ist Assistenz zum Sterben unärztlich? In: Holderegger (269), S. 98–119.

(292) Schöne-Seifert, B.: Ist ärztliche Suizidbeihilfe ethisch verantwortbar? In: Petermann, F. T. (Hg.): *Sterbehilfe. Grundsätzliche und praktische Fragen. Ein interdisziplinärer Diskurs.* St. Gallen 2006, S. 45–67.

(293) Steigleder, K.: Die Unterscheidung zwischen dem »Tod der Person« und dem »Tod des Organismus« und ihre Relevanz für die Frage nach dem Tod eines Menschen. In: Hoff/In der Schmitten (268), S. 95–118.

(294) Stoecker, R.: *Der Hirntod.* Freiburg 1999.

(295) Ten Have, H. A. M. J./Welie, J. V. M.: Euthanasie – eine gängige medizinische Praxis? Zur Situation in den Niederlanden. In: *Zeitschrift für medizinische Ethik* 39 (1993), S. 63–72.

(296) Tolmein, O.: *Geschätztes Leben. Die neue »Euthanasie«-Debatte.* Hamburg 1990.

(297) Veatch, R. M.: Brain Death and Slippery Slopes. In: *The Journal of Clinical Ethics* 3 (1992), S. 181–187.

(298) Weir, R. F.: *Ethical Issues in Death and Dying.* New York ²1986.

(299) Winau, R.: Die Freigabe der Vernichtung lebensunwerten Lebens. In: *Tod und Sterben.* Hg. von R. Winau/H. P. Rosenberg. Berlin 1984, S. 27–50.

(300) Wolf, S.: Physician-Assisted Suicide. In: *Clinics in Geriatric Medicine* 21 (2005), S. 179–192.

(301) Youngner, S. J./Arnold, R. M./Schapiro, R. (Hg.): *The Definition of Death. Contemporary Controversies.* Boston 1999.

(302) Zaner, R. M. (Hg.): *Death, Beyond Whole-Brain Criteria.* Dordrecht 1988.

Kapitel 6: Organtransplantationen

(303) ACH, J. S./ANDERHEIDEN, M./QUANTE, M.: *Ethik der Organtransplantation.* Erlangen 2000.

(304) ARNOLD, R. M./YOUNGNER, S. J.: The Dead Donor Rule: Should We Stretch It, Bend It, or Abandon It? In: *Kennedy Institute of Ethics Journal* 3 (1993), S. 263–278.

(305) BIRNBACHER, D.: Organtransplantation – zum Stande der ethischen Debatte. In: Brudermüller, G./Seelmann, K. (Hg.): *Organtransplantation.* Würzburg 2000, S. 13–28.

(306) BREYER, F. et al.: *Organmangel. Ist der Tod auf der Warteliste unvermeidbar?* Berlin 2006.

(307) BUNDESÄRZTEKAMMER: Organentnahme nach Herzstillstand (Non heart-beating donors). Mitteilung. In: *Deutsches Ärzteblatt* 95 (1998), S. 3235.

(308) CAPRON, A. M.: Anencephalic Donors: Separate the Dead from the Dying. In: *Hastings Center Report* 17 (1987), S. 5–9.

(309) CHILDRESS, J. F.: The Body as Property: Some Philosophical Reflections. In: *Transplantation Proceedings* 24 (1992), S. 2143–2148.

(310) DEUTSCHE STIFTUNG ORGANTRANSPLANTATION DSO (2006): *Zustimmung zur Organspende.* www.organspende.de (Zugriff 02.01.2007).

(311) ETZIONI, A.: Organ Donation: A Communitarian Approach. In: *Kennedy Institute of Ethics Journal* 13 (2003), S. 1–18.

(312) FEINBERG, J.: The Mistreatment of Dead Bodies. In: *Hastings Center Report* 15 (1985), S. 31–37.

(313) FISCHER, J.: Ist die Organspende post mortem moralische Pflicht? In: *Bioethica Forum* 50 (2006), S. 11–14.

(314) FORSA (2003): Umfragen zur Organsspende: http://www.dso.de (Zugriff 20.12.2006).

(315) FOX, R. C./SWAZEY, J. P.: *Spare Parts. Organ Replacement in American Society.* New York/Oxford 1992.

(316) GAERTNER, W./AUMANN, C.: Die Organknappheit – Ein Plädoyer für eine Marktlösung. In: *Ethik in der Medizin* 16 (2004), S. 105–111.

(317) INSTITUTE OF MEDICINE (Hg.): *Organ Donation. Opportunities for Action.* Washington DC 2006.

(318) KLIEMT, H.: »Gerechtigkeitskriterien« in der Transplantationsmedizin. Eine ordoliberale Perspektive. In: Nagel/Fuchs (320), S. 262–276.

(319) MAHONEY, J. D.: Should We Adopt a Market Strategy to Organ Donation? In: Shelton, W. N. (Hg.): *The Ethics of Organ Transplantation*. Amsterdam 2001 (= Advances in Bioethics, Bd. 7), S. 65–88.

(320) NAGEL, E./FUCHS, C. (Hg.): *Soziale Gerechtigkeit im Gesundheitswesen. Ökonomische, ethische, rechtliche Fragen am Beispiel der Transplantationsmedizin*. Berlin/Heidelberg/New York 1993.

(321) NATIONALER ETHIKRAT: *Die Zahl der Organspenden erhöhen. Zu einem drängenden Problem der Transplantationsmedizin in Deutschland. Stellungnahme*. Berlin 2007.

(322) QUANTE, M./VIETH, A. (Hg.): *Xenotransplantation. Ethische und rechtliche Probleme*. Paderborn 2001.

(323) RADIN, M. J.: *Contested Commodities*. Cambridge 1996.

(324) SCHEPER-HUGHES, N./WACQUANT, L. (Hg.): *Commodifying Bodies*. London 2002.

(325) SCHÖNE-SEIFERT, B.: Kommerzialisierung des menschlichen Körpers: Nutzen, Folgeschäden und ethische Bewertungen. In: Taupitz (326), S. 37–52.

(326) TAUPITZ, J. u. a. (Hg.): *Kommerzialisierung des menschlichen Körpers*. Berlin u. a. 2007.

(327) TITMUSS, R.: *The Gift Relationship. From Human Blood to Social Policy*. Hg. und ergänzt von A. Oakley/J. Ashton. New York 1997 (Erstveröffentlichung 1970).

(328) TOELLNER, R. (Hg.): *Organtransplantation – Beiträge zu ethischen und juristischen Fragen*. Stuttgart/New York 1991.

Kapitel 7: Zum Umgang mit Fortpflanzungsmedizin und Embryonen

(329) ACH, J. S./SCHÖNE-SEIFERT, B./SIEP, L.: Totipotenz und Potentialität: Zum moralischen Status von Embryonen bei unterschiedlichen Varianten der Gewinnung humaner embryonaler Stammzellen. In: *Jahrbuch für Wissenschaft und Ethik* 11 (2006), S. 261–321.

(330) ARDITTI, R. et al. (Hg.): *Test Tube Women. What Future for Motherhood?* London/Boston 1984.

(331) BENDA-BERICHT: *In-vitro-Fertilisation, Genomanalyse und Gentherapie. Bericht der gemeinsamen Arbeitsgruppe des Bundesministers für Technologie und des Bundesministers für Justiz*. Hg. vom Bundesminister für Forschung und Technologie. München 1985.

(332) BIRNBACHER, D.: Menschenwürde – abwägbar oder unabwägbar? In: Kettner, M. (Hg.): *Biomedizin und Menschenwürde*. Frankfurt a. M., S. 249–271.

(333) BOCKENHEIMER-LUCIUS, G. (Hg.): *Forschung an embryonalen Stammzellen. Ethische und rechtliche Aspekte.* Köln 2002.

(334) DABROCK, P./RIED, J. (Hg.): *Therapeutisches Klonen als Herausforderung für die Statusbestimmung des menschlichen Embryos.* Paderborn 2005.

(335) DAMSCHEN, G./SCHÖNECKER, D. (Hg.): *Der moralische Status menschlicher Embryonen.* Berlin/New York 2003.

(336) ENGLISH, J.: Abortion and the Concept of a Person. In: *Canadian Journal of Philosophy* 5 (1975), S. 233–243.

(337) FISCHER, J.: Vom Etwas zum Jemand. Warum Embryonenforschung mit dem christlichen Menschenbild vereinbar ist. In: *Zeitzeichen* 3 (2002), S. 11–13.

(338) FITZPATRICK, W. F.: Totipotency and the Moral Status of Embryos: New Problems for an Old Argument. In: *Journal of Social Philosophy* 35 (2004), S. 108–122.

(339) FORD, N. M.: *When Did I Begin? Conception of the Human Individual in History, Philosophy and Science.* Cambridge/New York 1988.

(340) GLOVER, J. et al.: *Fertility and the Family. The Glover Report on Reproductive Technologies to the European Commission.* London 1989.

(341) HAKER, H.: *Ethik der genetischen Frühdiagnostik.* Paderborn 2003.

(342) KELLER, R./GÜNTHER, H.-L./KAISER, P.: *Embryonenschutzgesetz. Kommentar zum Embryonenschutzgesetz.* Stuttgart/Berlin/Köln 1992.

(343) KETTNER, M. (Hg.): *Beratung als Zwang. Schwangerschaftsabbruch, genetische Beratung und die Grenzen kommunikativer Vernunft.* Frankfurt a. M. 1998.

(344) KONGREGATION FÜR DIE GLAUBENSLEHRE (Hg.): *Instruktion über die Achtung vor dem beginnenden Leben.* Stein a. Rhein 1987.

(345) KUHLMANN, A.: *Politik des Lebens – Politik des Sterbens. Biomedizin in der liberalen Demokratie.* Berlin 2001.

(346) McGEE, G. (Hg.): *The Human Cloning Debate.* Berkeley 2000.

(347) MERKEL, R.: *Forschungsobjekt Embryo. Verfassungsrechtliche und ethische Grundlagen der Forschung an menschlichen embryonalen Stammzellen.* München 2002.

(348) NATIONAL BIOETHICS ADVISORY COMMISSION (USA): *Ethical Issues in Human Stem Cell Research.* 3 Bde., Washington DC 1999–2000.

(349) NATIONALER ETHIKRAT: *Zum Import menschlicher embryonaler Stammzellen. Stellungnahme.* Berlin 2001.

(350) NATIONALER ETHIKRAT: *Genetische Diagnostik vor und während der Schwangerschaft. Stellungnahme.* Berlin 2003.

(351) NATIONALER ETHIKRAT: *Klonen zu Fortpflanzungszwecken und Klonen zu biomedizinischen Forschungszwecken.* Berlin 2004.

(352) NIPPERT, I.: Wie wird im Alltag der Pränataldiagnostik tatsächlich argumentiert? Auszüge aus einer deutschen und europäischen Untersuchung. In: Kettner (343), S. 53–72.

(353) NIPPERT, I.: *Präimplantationsdiagnostik – ein Ländervergleich. Die aktuelle Situation hinsichtlich der gesetzlichen Regelung, der Anwendung und der gesellschaftlichen Diskussion in Belgien, Frankreich und Großbritannien. Gutachten im Auftrag der Friedrich-Ebert-Stiftung.* Berlin 2006.

(354) PARENS, E./ASCH, A. (Hg.): *Prenatal Testing and Disability Rights.* Washington DC 2000.

(355) PICKER, E.: *Menschenwürde und Menschenleben.* Stuttgart 2002.

(356) SCHOCKENHOFF, E.: Pro Spezies-Argument: Zum moralischen und ontologischen Status des Embryos. In: Damschen/Schönecker (335), S. 11–33.

(357) SCHÖNE-SEIFERT, B.: Philosophische Überlegungen zu »Menschenwürde« und Fortpflanzungsmedizin. In: *Zeitschrift für Philosophische Forschung* 44 (1990), S. 442–473.

(358) SCHÖNE-SEIFERT, B.: Contra Potentialitäts-Argument: Probleme einer traditionellen Begründung für embryonalen Lebensschutz. In: Damschen/Schönecker (335), S. 169–185.

(359) SCHMIDT, H. T.: *Präimplantationsdiagnostik: Jenseits des Rubikons? Individual- und sozialethische Aspekte der PID/PGD.* Münster 2003.

(360) SINGER, P. et al. (Hg.): *Embryo Experimentation.* Cambridge/New York 1990.

(361) SOLTER, D. et al.: *Embryo Research in Pluralistic Europe.* Berlin/New York 2003.

(362) STEINBOCK, B.: Moral Status, Moral Value, and Human Embryos: Implications for Stem Cell Research. In: Dies. (6), S. 416–440.

(363) THE PRESIDENT'S COUNCIL ON BIOETHICS: *Human Cloning and Human Dignity*. Washington DC 2002.

(364) THE PRESIDENT'S COUNCIL ON BIOETHICS: *Alternative Sources of Pluripotent Stemcells. A White Paper*. Washington DC 2005.

(365) VAN DEN DAELE, W.: Die Praxis der vorgeburtlichen Selektion und die Anerkennung von Menschen mit Behinderungen. In: *Wie perfekt muß der Mensch sein?* Hg. von A. Leonhardt. München 2004, S. 177–200.

(366) WARNOCK, M.: *A Question of Life. The Warnock Report on Human Fertilization and Embryology*. Oxford 1985.

(367) WARREN, M. A.: *Moral Status. Obligations to Persons and Other Living Things*. Oxford 1997.

(368) WIESING, U.: Die In-Vitro-Fertilisation – Vom Einfluß einer Technologie auf die ärztliche Ethik. In: Ach, J. S./Gaidt, A. (Hg.): *Herausforderung der Bioethik*. Stuttgart-Bad Cannstatt 1993, S. 157–175.

(369) WOBUS, A. M. et al.: *Stammzellforschung und Zelltherapie. Stand des Wissens und der Rahmenbedingungen in Deutschland*. München 2006.

Kapitel 8: Gerechtigkeit im Gesundheitswesen: Herausforderungen

(370) ANAND, S./PETER, F./SEN, A.: *Public Health, Ethics, and Equity*. Oxford ²2006.

(371) BREYER, F./KLIEMT, H./THIELE, F. (Hg.): *Rationing in Medicine. Ethical, Legal and Practical Aspects*. Berlin/New York 2001.

(372) BROCK, D.: Ethische Probleme von Kosten-Effektivitäts-Analysen bei der Priorisierung von Ressourcen im Gesundheitswesen. In: Schöne-Seifert/Buyx/Ach (386), S. 183–213.

(373) COULTER, A./HAM, C. (Hg.): *The Global Challenge of Health Care Rationing*. Buckingham 2000.

(374) DANIELS, N.: *Just Health Care*. Cambridge 1985.

(375) DANIELS, N.: Rationing Fairly: Programmatic Considerations. In: *Bioethics* 7 (1993), S. 224–233.

(376) DANIELS, N./SABIN, J. E.: *Setting Limits Fairly. Can We Learn to Share Medical Resources?* Oxford 2002.

(377) DIETRICH, F./IMHOFF, M./KLIEMT, H. (Hg.): *Mikroallokation medizinischer Ressourcen. Medizinische, medizinethische und gesundheitsökonomische Aspekte der Knappheit medizinischer Ressourcen.* Stuttgart 2003.

(378) EMANUEL, E. J.: *The Ends of Human Life. Medical Ethics in a Liberal Polity.* Cambridge 1991.

(379) GUTMANN, T./SCHMIDT, V. H. (Hg.): *Rationierung und Allokation im Gesundheitswesen.* Weilerswist 2002.

(380) MARCKMANN, G./LIENING, P./WIESING, U. (Hg.): *Gerechte Gesundheitsversorgung. Ethische Grundpositionen zur Mittelverteilung im Gesundheitswesen.* Stuttgart/New York 2003.

(381) MARCKMANN, G. (Hg): *Gesundheitsversorgung im Alter. Zwischen ethischer Verpflichtung und ökonomischem Zwang.* Stuttgart/New York 2003.

(382) POWERS, M./FADEN, R. R.: *Social Justice. The Moral Foundations of Public Health and Health Policy.* Oxford u. a. 2006.

(383) RAUPRICH, O./MARCKMANN, G./VOLLMANN, J. (Hg.): *Gleichheit und Gerechtigkeit in der modernen Medizin.* Paderborn 2005.

(384) SASS, H.-M. (Hg.): *Ethik und öffentliches Gesundheitswesen. Ordnungsethische und ordnungspolitische Einflußfaktoren im öffentlichen Gesundheitswesen.* Berlin/Heidelberg/New York 1988.

(385) SCHÖNE-SEIFERT, B./BUYX, A.: Marginale Wirksamkeit medizinischer Maßnahmen: ein faires Rationierungskriterium? In: Schöne-Seifert/Buyx/Ach (386), S. 215–234.

(386) SCHÖNE-SEIFERT, B./BUYX, A. M./ACH, J. S. (Hg.): *Gerecht behandelt? Rationierung und Priorisierung im Gesundheitswesen.* Paderborn 2006.

(387) SOMMER, J. H.: *Muddling Through Elegantly: Rationierung im Gesundheitswesen.* Basel 2001.

(388) TAUPITZ, J./BREWE, M. (Hg.): *Biomedizin im Zeitalter der Globalisierung und medizinische Versorgung in Zeiten knapper Kassen. Herausforderungen für Recht und Ethik.* Berlin/Heidelberg/New York 2001.

(389) UBEL, P. A.: *Pricing Life. Why It's Time for Healthcare Rationing.* Cambridge 1999.

Kapitel 9: Ausblicke?

(390) ACH, J. S./SIEP, L.: *Nano-Bio-Ethics. Ethical Dimensions of Nanobiotechnology*. Berlin 2006.
(391) FUCHS, M.: *Widerstreit und Kompromiß. Wege des Umgangs mit moralischem Dissens in bioethischen Beratungsgremien und Foren der Urteilsbildung*. Bonn 2006.
(392) ILLES, J. (Hg.): *Neuroethics. Defining the Issues in Theory, Practice and Policy*. Oxford u. a. 2006.
(393) PARENS, E./CHAPMAN, A. R./PRESS, N.: *Wrestling with Behavioural Genetics. Science, Ethics, and a Public Conversation*. Baltimore 2006.
(394) STEINKAMP, N./GORDIJN, B.: *Ethik in Klinik und Pflegeeinrichtung. Ein Arbeitsbuch*. 2., überarb. Aufl. München/Neuwied 2005.
(395) ZENTRALE ETHIKKOMMISSION BEI DER BUNDESÄRZTEKAMMER: Ethikberatung in der Klinischen Medizin. In: *Deutsches Ärzteblatt* 103:24 (2006), S. A1703–A1707.

Personenregister

Dieses Register enthält zum einen Seitenangaben für Personen-Nennungen und Autorenverweise im Text. Es beschränkt sich bei Letzterem auf Erstautoren oder -herausgeber.
Zahlenangaben in Klammern referieren auf die Nummern im Literaturverzeichnis, wobei wiederum nur Erstautoren oder -herausgeber erfasst sind.

Sachregister

*Dieses Register listet Seitenangaben für einschlägige Begriffe. Hervor-
hebungen weisen auf Definitionen oder ausführlichere Erörterungen.*